Dr. med. M. O. Bruker
Herzinfarkt
Herz-, Gefäß- und Kreislauferkrankungen

„Aus der Sprechstunde" Band 5

Dr. med. M. O. Bruker

Herzinfarkt
Herz-, Gefäß- und
Kreislaufkrankheiten

In diesem Buch erfahren Sie alles über Ursachen, Verhütung und Heilbehandlung

ISBN 3-89189-007-9

11. Auflage, 1988
80.–89. Tausend

Inhaltsverzeichnis

Vorwort des Verfassers

Die Weltgesundheitsorganisation befürchtet die schlimmste Epidemie, der sich die Menschheit jemals gegenüber gestellt sah, wenn es nicht gelingt, die alarmierende Zunahme der Herz- und Gefäßerkrankungen einzudämmen. Um auf diese Gefahr nachdrücklich hinzuweisen, hat sie daher das Jahr 1970 zum ,Herzjahr' proklamiert. Mit diesen Sätzen leitet eine pharmazeutische Firma ihre Werbung für eine Arznei zur Vorbeugung und Behandlung von Erkrankungen der Herzkranzgefäße ein.

Es ist klar, daß mit der Einnahme von Arzneien die auf uns zukommende Lawine nicht aufzuhalten sein wird. Es muß aber zu denken geben, daß diese Erkrankungen, voran der Herzinfarkt, trotz der viel gepriesenen Fortschritte der medizinischen Wissenschaft unaufhaltsam zunehmen. Es benötigt nicht erst des abstoßenden Rummels um die Herztransplantation, um die Abwegigkeit der Entwicklung auf dem medizinischen Sektor erkennen zu lassen, die immer weiter von der Gesundheit wegführt.

Der Herzinfarkt als typisches Merkmal der Zivilisation mag als Gradmesser dienen. Aus seiner ständigen Zunahme läßt sich der logisch zwingende Schluß ableiten, daß entweder die wirklichen Ursachen des Herzinfarktes noch nicht bekannt oder die bisherigen Vorstellungen über seine Entstehung falsch sind. Die Lösung des Problems liegt allein in der Vorbeugung; dies setzt jedoch voraus, daß die Ursachen bekannt sind und bekannt gemacht werden.

In dem vorliegenden Band soll gezeigt werden, daß der Herzinfarkt und die ihm zugrunde liegenden Gefäßerkrankungen mit Sicherheit verhütbar sind. Dies ist lediglich eine Sache des Wissens. Dabei läßt sich das Unangenehme nicht vermeiden, auf zahlreiche Irrungen und nachteilige Bestrebungen in der offiziellen Wissenschaft hinzuweisen, die der Verhütung des Herzinfarktes hindernd im Wege stehen. Das Makabre dabei ist nur, daß der ahnungslose Bürger die Irrungen und die Unwissenheit mit Tod oder mit Siechtum bezahlen muß.

Wer aber ein offenes Ohr für die dargestellten Zusammenhänge hat und sich an die paar einfachen und leicht durchführbaren Regeln hält, gewinnt damit die wunderbare Sicherheit, nie von einem Herzinfarkt befallen zu werden.

Gefäßerkrankungen:
Die Arteriosklerose und der
Herzinfarkt

Gefäßerkrankungen sind ernährungsbedingt, Kreislaufstörungen sind lebensbedingt

Gefäßerkrankungen, Kreislaufstörungen und Herzerkrankungen haben zwar in ihrem klinischen Erscheinungsbild manches Gemeinsame, ihre Ursachen aber können sehr verschieden sein. Es ist daher zweckmäßig, diese Erkrankungen in getrennten Kapiteln zu behandeln.

Gefäßerkrankungen können sich in einer Beeinträchtigung des Blutumlaufes als sogenannte Kreislaufstörungen äußern; andererseits brauchen Kreislaufstörungen nicht auf Gefäßerkrankungen zu beruhen.

Gefäßerkrankungen sind ausschließlich ernährungsbedingt, Kreislaufstörungen dagegen vorwiegend lebensbedingt, d. h. sie lassen sich aus der Lebensführung und den mannigfachen Umständen, die das tägliche Leben mit sich bringt, erklären.

Die Arteriosklerose

Die häufigste Gefäßerkrankung ist die Arteriosklerose; ihre gefährlichste Sonderform ist der
Befall der Herzkranzgefäße und dessen Folgeerscheinung, der Herzinfarkt.

Am eindrücklichsten geht dies aus den nüch-
ternen Zahlen der Todesstatistik hervor. Sie machen alle Beschönigungsversuche zunichte. Unter den Männern über 60 Jahren vervierfachte
sich zwischen 1932 und 1966 die Sterblichkeit
durch Erkrankungen der Herzkranzgefäße; im
gleichen Zeitraum ist die Todesrate an Herzin-
farkten bei den Männern unter 60 Jahren um
800% gestiegen. In den vergangenen Jahren
rechnete man in der Bundesrepublik mit einer
weiteren stetigen Zunahme der Infarkttodesrate,
und zwar jährlich mit rund 2000 zusätzlichen
Infarkttoten bzw. 3000 mehr Toten durch Erkrankungen der Herzkranzgefäße.

Herzinfarkt zeigt steilsten Anstieg der Todeskurve

Kein anderer Faktor hat während der vergangenen Jahrzehnte in den sogenannten zivilisierten
Ländern die Kurve der Gesamtsterblichkeit so
steil nach oben schnellen lassen, wie die Erkran-

kungen der Herzkranzgefäße. Inzwischen liegen folgende Zahlen vor: ca. 350 000 Herz- und Kreislauftote pro Jahr = 48% aller Sterbefälle. (Quelle: Statistisches Amt der EG, 1979). Wenn man berücksichtigt, daß die Gefäßerkrankungen durch verfeinerte Diagnostik heute schon frühzeitig erkennbar sind und daß sich außerdem die Behandlungsmöglichkeiten verbessert haben, so erscheint die Zunahme der Infarktkranken in noch bedenklicherem Licht. Sie legt jedenfalls von vornherein den Verdacht nahe, daß die heute als wahrscheinlich genannten Ursachen des Herzinfarktes gar nicht die wirklichen Ursachen sind.

Eine gründliche Beschäftigung mit dieser Frage zeigt tatsächlich, daß die zahlreichen bisher von der medizinischen Wissenschaft genannten Ursachen des Herzinfarktes nur zusätzliche oder nebensächliche Faktoren sind. Die eigentlichen Ursachen, welche für die sich über Jahrzehnte entwickelnden Gefäßveränderungen verantwortlich sind, werden nicht genannt; stattdessen werden in unheilvoller Weise die auslösenden Umstände in den Vordergrund gestellt, die zwar für den Schlußakt des Infarktgeschehens von Bedeutung sein können, den wahren Sachverhalt aber allzulange verschleiert haben.

Verhütung des Herzinfarktes setzt Kenntnis der Ursachen voraus

Solange das Volk über die wahren Ursachen des Infarktes nicht informiert wird, ist eine Verhütung und Vorbeugung dieser Krankheit aussichtslos. Der erste Schritt muß daher sein, die Bevölkerung aufzuklären. Genauso notwendig ist es aber auch, die Gründe aufzuzeigen, weshalb es bisher möglich war, daß durch Nennung von unwesentlichen Nebenumständen die heutige alarmierende Situation entstehen konnte, und weshalb es so schwierig ist, das Wissen über die wirklichen Ursachen zu verbreiten. Nur wenn es gelingt, diese Informationssperre zu durchbrechen, wird eine erfolgreiche Vorbeugung möglich sein.

Es stellt sich nun die Aufgabe, der Reihe nach alle bisher angenommenen Ursachen einer kritischen Prüfung zu unterziehen, wieweit sie tatsächlich als Ursachen in Frage kommen. Zuvor ist es aber notwendig, die anatomischen Veränderungen zu kennen, die sich bei der Arteriosklerose am Gefäß abspielen.

Was sich bei der Arteriosklerose am Gefäß abspielt

Ohne arteriosklerotische Gefäßveränderungen gibt es keinen Herzinfarkt. Statt Arteriosklerose sagte man früher Arterienverkalkung. Da es sich bei den Ablagerungen meist nicht um Kalk handelt, wird diese irreführende Bezeichnung besser nicht mehr gebraucht. Adernverhärtung wäre ein passenderer Ausdruck, da die Gefäßwände bei der Arteriosklerose tatsächlich härter, unelastischer und starrer werden. Bis zu einem gewissen Grad ist dies ein natürlicher Altersvorgang, der nicht nur die Gefäße, sondern überhaupt jedes Gewebe betrifft. Man tut daher gut daran, zwischen krankhafter Arteriosklerose und natürlichem Altersprozeß zu unterscheiden. Bei der Arteriosklerose kommt es zusätzlich zu Ablagerungen krankhafter Stoffwechselprodukte, vor allem des Cholesterins und fettartiger Stoffe. Die Innenwände der Gefäße werden dadurch an den betroffenen Stellen uneben und rauh; in schweren Fällen kann es zu geschwürartigen Zerfallsherden, zum Teil mit echter Kalkeinlagerung, kommen. Da man die krankhaften fettartigen Ablagerungen Atherome nennt, wird diese Erkrankung in Fachkreisen auch als Atherosklerose bezeichnet.

Was versteht man unter Infarkt?

An den rauhen Stellen der Gefäßwände können sich Blutgerinnsel (Thromben) bilden, falls die Blutzusammensetzung krankhaft verändert ist. Dieser Vorgang wird als *Thrombose* bezeichnet. Schon die Ablagerung von Cholesterin auf der Innenwand des Gefäßes kann seine Lichtung verringern, was bei kleinen Gefäßen mit einer lichten Weite von 2–3 mm bereits zu einem Verschluß führen kann. Wenn sich im Verlauf dieses Prozesses, der sich langsam über Jahrzehnte entwickelt, an einer rauhen Stelle ein Blutgerinnsel bildet, so kann es auch bei einem größeren Gefäß plötzlich zu einem völligen oder teilweisen Verschluß kommen. Der Verschluß eines Gefäßes kann auch auf andere Weise erfolgen, z. B. durch Embolie, d. h. durch Verstopfung eines Gefäßes durch einen in die Blutbahn geratenen Fremdkörper (meist ein losgelöster Thrombus). Die Folge des Verschlusses ist der *Infarkt,* d. h. das Absterben des von der Blutversorgung abgeschnittenen Gewebebezirks.

Findet dieser Prozeß in einem der kleinen Gefäße statt, die das Herz mit Blut versorgen, so spricht man vom Herzinfarkt. Die Herzkranzgefäße haben am Abgang von der Hauptschlagader eine lichte Weite von nur etwa 3 mm, die

22

sich im Verlauf des Gefäßes natürlich ständig verringert, so daß schon geringfügige Ablagerungen
zu einer relativ starken Gefäßverengung führen.
Ist ein Hauptast betroffen, tritt sofortiger Tod
ein, was als Herzschlag bezeichnet wird. Je kleiner der betroffene Endast ist, um so geringer ist
der Ausfall der Blutversorgung des Herzens, und
um so größer ist die Chance des Überlebens und
der narbigen Ausheilung des Herzbezirks.

Etwa 20–40% der Menschen, die einen Herzinfarkt erleiden, sterben daran; ein Drittel von
diesen stirbt in den ersten zwei Tagen, ein weiteres Drittel in der ersten Woche nach dem Infarkt.

Es handelt sich beim Herzinfarkt also nicht
um eine Herzerkrankung im engeren Sinne, sondern um eine Folgeerscheinung der Arteriosle-
rose, meist im Zusammenhang mit einer Thrombose aufgrund fehlerhafter Blutzusammensetzung. Nur höchst selten kommt ein Herzinfarkt
durch Embolie oder auf andere Weise zustande.

An jedem Organ äußert sich die Arteriosklerose anders

Für jedes Organ gilt grundsätzlich dasselbe:
Wird die Blutversorgung durch Gefäßveren-

gung infolge des arteriosklerotischen Prozesses behindert, kann das Organ seine Aufgabe nicht voll erfüllen. Je stärker der verengende Prozeß, um so größer der Funktionsausfall.

Kommt es im Gehirn zum Verschluß eines Gefäßes, so tritt ein Zustand ein, den man als Schlaganfall bezeichnet. Entsteht durch eine allmählich zunehmende Einengung der Hirngefäße eine ungenügende Blutversorgung des Gehirns, so kommt es zu einer mehr oder weniger starken Beeinträchtigung der vielseitigen Hirnfunktionen. Dies äußert sich u. a. in einem Nachlassen des Gedächtnisses und der geistigen Fähigkeiten.

Betrifft der Gefäßverschluß ein Endgefäß am Fuß, so spricht man von *Brand*. Werden die Blutgefäße der Beine allmählich verengt, so kann der Betreffende nur noch kurze Strecken gehen. Wenn die Durchblutung für die Versorgung der arbeitenden Muskeln nicht ausreicht, treten beim Gehen Schmerzen in den Beinen auf, die zum Stehenbleiben zwingen. Da der Kranke dann so tut, als besehe er sich Schaufenster, spricht der Volksmund von Schaufensterkrankheit.

Spielt sich der krankhafte Prozeß an den Gefäßen des Auges ab, so leidet das Sehvermögen; ist ein Gefäß betroffen, das das Innenohr ver-

24

sorgt, so treten Ohrgeräusche und Schwerhörigkeit auf; sind die Lungengefäße betroffen, so kommt es zu Atemnot in ähnlicher Weise wie beim Herzen.

Die arteriosklerotische Veränderung an den Gefäßen der Bauchspeicheldrüse kann zur Zuckerkrankheit führen. Sind die Nierengefäße befallen, kommt es zur Blutdruckerhöhung und Beeinträchtigung der Nierentätigkeit.

Die bisher geltenden Infarkttheorien sind unhaltbar

Seit Jahrzehnten berichten Zeitschriften über unermüdliche Bemühungen der medizinischen Wissenschaft, Licht in das Dunkel um den Herzinfarkt zu bringen. Immer neue Theorien werden aufgestellt. Aber keine Vorbeugungsmaßnahme, die sich auf diese Theorien stützt, hat bisher vermocht, die ständige Zunahme der Erkrankungsziffern an Arteriosklerose und Herzinfarkt aufzuhalten. Wer seine Vorbeugungsmaßnahmen auf diese Theorien aufbaut und danach handelt, steht in derselben Gefahr, einen Herzinfarkt zu bekommen, wie jeder, der sich nicht um diese Richtlinien kümmert. Tatsächlich finden sich unter den Infarktkranken viele, die sich an diese falschen Methoden gehalten haben.

Eine neue Infarktlehre

In zunehmendem Maße fanden sich in letzter Zeit bei Kranken, die an Herzinfarkt gestorben waren, Herzmuskelveränderungen, ohne daß ein Verschluß eines Herzkranzgefäßes durch außerordentliche Gefäßveränderungen oder durch Thrombose nachweisbar war. Neue Forschungen brachten eine einfache Erklärung: Ernährungsbedingte Stoffwechselstörungen wirken sich nicht nur als Arteriosklerose an den Gefäßen aus, sondern führen direkt zu Schädigungen des Herzens, wobei sich nekrotische (abgestorbene) Bezirke im Herzmuskel bilden. Die Innenschichten der linken Herzkammer erfahren bei jeder Herzzusammenziehung den höchsten Druck von allen Herzabschnitten. Die Versorgung mit Nährstoffen und Sauerstoff muß jeweils in der sehr kurzen Ruhepause zwischen zwei Herzschlägen, die 0,2–0,3 Sek. beträgt, erfolgen. Bestehen Stoffwechselstörungen, so reicht diese kurze Pause nicht zur Regeneration aus; in vermehrtem Maße ist dies der Fall, wenn bei erhöhtem Pulsschlag die Erholungspause auf

0,1–0,15 Sek. absinkt. Die dadurch entstehende Säureanreicherung in den Muskelzellen kann schließlich durch eine Kettenreaktion zu einer explosionsartigen Ausbreitung der Zellabtötung führen, einem Zustand, der dann als Infarkt bezeichnet wird.

Dieser Entstehungsmechanismus erklärt auch, weshalb der Herzinfarkt sich nur in den Innenschichten der linken Herzkammer, nie aber in der rechten abspielt. Wenn der Infarkt nur durch Schädigung der Gefäße und zusätzliche Thrombose zustande käme, müßte die rechte Herzkammer in gleichem Maße betroffen werden, was aber nicht der Fall ist.

Die neuen Forschungsergebnisse stehen auch im Einklang mit der Beobachtung, daß nur bei einem kleinen Prozentsatz von frischen Infarkten sich Thromben in den Gefäßen finden, während Blutgerinnsel umso häufiger nachweisbar sind, je älter der Infarkt ist. Dies weist darauf hin, daß die Thrombose nicht den Infarkt auslöst, sondern daß sie eine Folge des Infarktes ist. Damit erklärt sich auch, weshalb die beschriebene Behandlung mit gerinnungshemmenden Medikamenten ungeeignet ist, einen Infarkt bzw. seine Wiederholung zu verhüten.

Besonders wichtig erscheint der Hinweis, daß die Übersäuerung im Herzmuskel, die zu gesteigerter Fermentaktion und schließlich zum Zelltod führen kann, durch nicht abgebauten, vergärenden Zucker hervorgerufen wird. So wird auch durch diese Forschungen die zentrale Rolle der raffinierten Kohlenhydrate deutlich und der Herzinfarkt als Folge einer Stoffwechselstörung bestätigt.

Was den Entstehungsmechanismus betrifft, so sind sich alle darüber einig, daß der Herzinfarkt durch mangelhafte Versorgung bestimmter Herzabschnitte mit Sauerstoff und Nährstoffen zustande kommt. Die Bezeichnung „Infarkt" ist der Sammelbegriff für den Folgezustand der Minderdurchblutung aus verschiedenartigen Ursachen. Unterschiedliche Auffassungen bestehen lediglich in den Einzelheiten, auf welche Weise es zu diesem Endeffekt der Mangelversorgung kommt. Die neuen Forschungsergebnisse sprechen dafür, daß das Wesentliche nicht in der Schädigung der Gefäße liegt, sondern in krankhaften Stoffwechselvorgängen, die sich an den Innenschichten der linken Herzkammer abspielen.

Für die zur Debatte stehende Problematik der Vorbeugung sind die Einzelheiten des Entstehungsmechanismus ohne Belang: Entscheidend ist die Grundtatsache, daß die Hauptursache des Infarktes in einer Stoffwechselstörung besteht.

Wie in Kapitel 1 dargestellt, kommt diese vorwiegend durch jahrzehntelangen Genuß raffinierter Kohlenhydrate zustande. Damit wird
bestätigt, daß die Veränderungen am Herzmuskel selbst eine der zahlreichen Erscheinungsformen der Saccharidose sind wie die
mehr oder weniger parallel verlaufende Arteriosklerose bzw. die anderen in dieses Gebiet
gehörenden ernährungsbedingten Zivilisationskrankheiten.

**Herzinfarkt und Arteriosklerose – eine
Zivilisationskrankheit**

Nur in einem Punkt sind sich heute alle Wissenschaftler einig, daß die Arteriosklerose und der
Herzinfarkt eine Begleiterscheinung der Zivilisation ist. Da die Zivilisation aber eine Vielzahl
von Veränderungen in unserer Lebensweise um-
faßt, beruhigt man sich mit der Feststellung, daß
die Zivilisierung einen ganzen Fächer von
Schädlichkeiten mit sich bringt, deren Summe
eben den Herzinfarkt bedingt, ohne daß es möglich sei, die Einzelursachen oder gar die wesentliche Ursache nachzuweisen.

So erklärt es sich, daß in den wissenschaftlichen Abhandlungen immer wieder von einer

multifaktoriellen Genese, d. h. von einer Vielzahl von Ursachen, die Rede ist.

Was alles am Herzinfarkt schuld sein soll

Im einzelnen werden folgende Ursachen für die
Entstehung der Arteriosklerose und des Herzinfarktes angegeben:

Unter den *falschen Essensgewohnheiten* eine
insgesamt zu üppige Nahrungsaufnahme, eine
kalorische Überernährung, zuviel Essen in wenigen reichlichen Mahlzeiten anstelle von zahlreichen kleinen Mahlzeiten, zu reichlicher Fettgenuß, der Verzehr tierischer Fette und der Genuß von Fabrikzucker.

Dementsprechend wird dem zu hohen Fettgehalt im Blut die Schuld zugeschoben. Hand in
Hand damit geht die Lehre, daß der hohe Cholesteringehalt im Blut verantwortlich sei. Da die
Arteriosklerose und der Herzinfarkt häufig im
Zusammenhang mit Fettsucht, Zuckerkrankheit
und hohem Blutdruck vorkommen, ging man
sogar so weit, daß man diese Erkrankungen als
Ursache angab.

Als weitere Ursachen werden das Rauchen,
die Zunahme des Verbrauchs von Genußmitteln, mangelnde Bewegung, erbliche Veranla-

gung, seelischer Druck, drängende Termine, berufliche und außerberufliche Hetze, übersteigertes Arbeitstempo, aufreibendes Arbeitspensum, die sogenannte Managerkrankheit, Autoabgase, die toxische Gesamtsituation, weiches Trinkwasser und noch manches andere beschuldigt.

Wir werden zeigen müssen, daß alle diese Umstände zwar als Teilfaktoren für die Auslösung des letzten Aktes des Infarktes eine gewisse Rolle spielen, daß sie aber nicht die wahren Ursachen des Herzinfarktes sind und ihre Vermeidung daher auch die Krankheit nicht zu verhüten vermag.

Die Fett-Theorie

Die Theorie, daß der Herzinfarkt durch den übermäßigen Genuß von Fetten, und zwar vorwiegend von tierischen Fetten, zustande käme, beherrscht leider heute noch weitgehend das Feld. Diese sogenannte Fett-Theorie trägt wohl die Hauptschuld daran, daß der Herzinfarkt immer noch häufiger wird. Sie wiegt die Menschen in der falschen Sicherheit, als könnten sie durch Einschränkung der tierischen Fette den Herzinfarkt verhüten. Dies führt dazu, daß sie die falsche Lebensführung, die für den Infarkt tatsächlich verantwortlich ist, aus Unkenntnis ahnungslos bis zum bitteren Ende fortsetzen.

Auf diese Weise wird die Fett-Theorie zu einem der gefährlichsten Faktoren, da sie indirekt jede echte Vorbeugung lähmt. Sie täuscht dem Bürger vor, er kenne die echten Ursachen des Infarktes; er befindet sich in dem falschen Glauben, er tue etwas für seine Gesundheit; so ergreift er nutzlos Maßnahmen, und das Notwendige unterbleibt.

Fett-Theorie unhaltbar

Die Fett-Theorie ging ursprünglich von einem logischen Trugschluß aus. Drei Tatsachen sind es, die den Schluß zunächst naheliegend erscheinen ließen, daß die im Laufe der Jahrzehnte beobachtete Zunahme der Arteriosklerose und des Herzinfarktes mit der Zunahme des Fettverzehrs in Beziehung stehe:

- Bei der Arteriosklerose finden sich Störungen im Fettstoffwechsel,
- die arteriosklerotischen Ablagerungen in den Gefäßen enthalten Cholesterin und
- Cholesterin kommt in tierischen Fetten vor, in pflanzlichen nicht.

Es liegen heute aber so viele einwandfreie Beobachtungen und wissenschaftliche Tatsachen vor, die mit der Fett-Theorie nicht mehr in Einklang stehen und ihr geradezu widersprechen, daß es unmöglich ist, die Fett-Theorie weiter aufrechtzuerhalten.

Die häufigsten Veränderungen des Blutchemismus, die sich bei der Arteriosklerose finden, sind die bereits erwähnte Erhöhung des Cholesterins, der Lipide (Fette), der Phospholipide und der Betalipoproteide; man findet aber auch ein pathologisches Verhalten der Chylomikronen und Neutralfette nach Standardfettmahlzeiten und eine veränderte Klärungsaktivität.

Besonders wichtig ist aber, daß aus diesen Veränderungen nicht zwingend auf eine Arteriosklerose geschlossen werden kann, und daß sie beim Vorliegen einer Arteriosklerose nicht unbedingt vorhanden sein müssen. Vor allem aber sind diese biochemischen Veränderungen nicht die „Ursachen" der Arteriosklerose, wie man das immer wieder lesen kann, sondern Symptome einer bereits eingetretenen Stoffwechselstörung.

Verdoppelung des Fettverzehrs geht auf Konto der pflanzlichen Fette

Der Fettverzehr betrug Mitte bis Ende des vergangenen Jahrhunderts in deutschen Großstädten täglich 50–70 g, während es heute ca. 125–130 g sind. Dabei war aber früher der Anteil der tierischen Fette wie Butter, Schmalz, Speck und Talg höher als heute. Der heutige Mehrverzehr an Fett geht auf das Konto der aus Pflanzen gewonnenen Fette (Erdnüsse, Sojabohnen, Oliven, Kokosnüsse, Ölpalme, Sonnenblume, Sesam und Raps).

Schon diese Tatsache spricht gegen die Fett-Theorie, da das Cholesterin den tierischen Fetten zugehört, die Zunahme des Fettverbrauchs aber auf der Steigerung des Pflanzenanteils beruht. Da zwischen der Höhe des Cholesterinspiegels im Blut und dem Anteil der gesättigten bzw. hochungesättigten Fettsäuren eine Beziehung besteht, glaubte man – dies ist die Fett-Theorie –, daß der übermäßige Verzehr von gesättigten Fettsäuren (Butter, gewöhnliche Margarine, Schweineschmalz, raffinierte Öle) dem Herzinfarkt Vorschub leiste. Im Widerspruch zu dieser Annahme stehen aber mehrere Beobachtungen.

Hoher Cholesteringehalt im Blut kommt nicht von tierischen Fetten

Die Höhe des Cholesteringehalts im Blut geht nicht dem Verzehr tierischer Fette parallel, wie nach der Fett-Theorie eigentlich anzunehmen wäre. Es liegen genug Beobachtungen vor, die zeigen, daß auch bei Vermeidung von tierischen Fetten hohe Werte von Cholesterin im Blut vorhanden sein können.

Die heute immer noch übliche Darstellung, als bestehe eine strenge Abhängigkeit des Cholesteringehalts im Blut vom Fettverzehr, ist auf Grund wissenschaftlicher Tatsachen ebenso unhaltbar wie die Vorstellung, es handele sich beim Infarkt um ein Cholesterinproblem.

Das primitive Denkschema: Tierische Fette – Cholesterin – Herzinfarkt, das heute in die Köpfe eingetrichtert wird, entbehrt jeder wissenschaftlichen Grundlage.

Verzehr von pflanzlichen Fetten verhütet Herzinfarkt nicht

Die Zufuhr von Fetten mit hohem Anteil an ungesättigten Fettsäuren (naturbelassene pflanzliche Öle) senkt zwar unter bestimmten Voraussetzungen den Cholesterinspiegel, gibt aber keine Garantie für niedrigen Cholesteringehalt des Blutes oder gar für eine Verhütung des Infarktes.

Auch das primitive Denkschema: Pflanzliche Fette – niedriger Cholesteringehalt – kein Herzinfarkt ist falsch und durch wissenschaftliche Fakten widerlegbar.

Keine streng gesetzmäßige Beziehung zwischen Blutfetten, Nahrungsfetten, Cholesterin und Arteriosklerose

Es gibt zahlreiche Fälle schwerster Arteriosklerose (ca. ⅓ aller Fälle), bei denen im Blut keine Vermehrung der Fettstoffe vorhanden ist. Und umgekehrt gibt es Fälle mit hohen Cholesterinwerten, bei denen fettarme Kost völlig wirkungslos bleibt, d. h. die Cholesterinwerte werden durch fettarme Kost nicht gesenkt.

Cholesterin ist ein lebensnotwendiger Stoff, der nicht krank macht

Ohne Cholesterin ist menschliches und tierisches Leben nicht möglich, d. h. Cholesterin ist lebensnotwendig. Cholesterin wird ähnlich wie Lecithin für den Aufbau der Zellmembranen benötigt, für den Fett-Transport ist es unentbehrlich. Nur durch die Bindung der Fettsäuren an Cholesterin mit Hilfe von Gallensäuren und Cholinesterasen kann ein Durchtritt der Fettsäuren durch die Darmwand erfolgen. Aber auch der Übertritt der Fettsäuren aus dem Blut durch die Zellwände in die Zellen ist nur mit Hilfe von Cholesterin möglich.

Bei intaktem Stoffwechsel kommt es niemals zu krankhaften Ablagerungen von Cholesterin.

Woher kommt das Cholesterin?

Die Fett-Theorie hat auch zu der Verbreitung des Irrtums beigetragen, als stamme das Cholesterin im Körper aus den Nahrungsfetten. Nur wenige wissen, daß nicht nur die tierischen Fette, sondern auch andere tierische Produkte Cholesterin enthalten. So enthält z. B. eine Schweineleber 420 mg% und Kalbshirn 2300 mg% Cholesterin, während die Butter im Durchschnitt 240 mg% und Schlachtfette 110 mg% Cholesterin enthalten.

Cholesterin wird vom Organismus auch selbst gebildet

Besonders deutlich aber wird die fehlerhafte Bewertung der Rolle, die dem Cholesterin in der Entstehung der Arteriosklerose zugeschoben wird, wenn man weiß, daß das Cholesterin im Organismus selbst gebildet wird. Dies bedeutet, daß der Organismus einerseits überhaupt nicht auf die Zufuhr von Cholesterin mit der Nahrung angewiesen ist und daß andererseits die Annahme, krankhafte Cholesterinablagerungen in den Gefäßen stammten aus dem Nahrungscholesterin, nicht ohne weiteres berechtigt ist. Jedenfalls verlieren alle Beobachtungen, die scheinbar für eine Beziehung zwischen Verzehr von tierischem Fett und Arteriosklerose sprechen, damit ihre Beweiskraft.

Butter unter Anklage

Im Zuge der Fett-Theorie wurde auch die Butter unter Anklage gestellt. Die Folge davon ist, daß jeder, der von dieser falschen Aufklärungswelle erfaßt wurde, sich von der vermeintlich gesundheitsschädlichen Butter abwandte und zu fabrikatorisch hergestellten Margarinen griff. Unter

Hinweis auf angebliche gesundheitliche Vorteile wird in einer aufwendigen Werbung die Unwissenheit der Massen mißbraucht. Dadurch wird gerade der Teil der Bevölkerung, der auf gesunde Lebensführung Wert legt, besonders getäuscht und an seiner Gesundheit geschädigt.

Die Tatsache, daß ungesättigte Fettsäuren lebensnotwendige Vitalstoffe sind und daß sie unter bestimmten Bedingungen eine Senkung des Cholesterinspiegels im Blut herbeiführen können, hat in weiten Kreisen zu der falschen Vorstellung geführt, daß einerseits gesättigte Fettsäuren schädlich seien und andererseits ein Fett um so *gesünder* wäre, je höher der Anteil an ungesättigten Fettsäuren sei. Diese Schlußfolgerung ist genauso unlogisch, wie wenn man aus der Erkenntnis, daß Vitamine nötig sind, den Schluß ziehen würde, nun möglichst nur Vitamine zu sich zu nehmen. Beide Arten von Fettsäuren sind notwendig, sowohl die ungesättigten wie die gesättigten. Sie haben völlig verschiedene Aufgaben zu erfüllen.

Butter – das Idealfett seit Menschengedenken

Im Hinblick auf die gesättigten und ungesättigten Fettsäuren ist es nun höchst interessant, daß es kein Fett gibt, bei dem das Verhältnis der verschiedenen Fettsäuren untereinander so hervorragend ausgewogen ist wie bei dem Milchfett, d. h. der Butter. Dies nimmt nun nicht wunder, wenn man bedenkt, daß für alle Säuger die Milch von der Natur als erstes und einziges Lebensmittel für die Zeit nach der Geburt vorgesehen ist: für den menschlichen Säugling die Muttermilch und für das Junge des Säugetieres die jeweils arteigene Milch. Schon aus dieser Überlegung geht hervor, daß in dem Milchfett die lebensnotwendigen Stoffe, in diesem Fall die ungesättigten und hochungesättigten Fettsäuren, enthalten sein müssen. Es wäre sonst nicht möglich, daß der Säugling ohne pflanzliche Fette, nur mit dem Milchfett der Mutter oder der Kuh, gesund gedeihen könnte.

Viel einfacher läßt sich die Frage natürlich durch die chemische Analyse der Butter selbst beantworten. Die Butter enthält 58–65% gesättigte Fettsäuren als wichtige Nährstoffe, 29–37% einfachungesättigte, 2,9–4,6% zweifachungesättigte und 0,9–über 2% hochungesättigte Fettsäuren. Damit ist nicht nur zweifelsfrei festgestellt, daß die Butter hochungesättigte Fettsäuren enthält, die Analyse gibt auch einen untrüglichen Anhalt für das optimale Verhältnis der Fettsäuren untereinander und dafür, daß von den hochungesättigten Fettsäuren nur ein niedriger Prozentsatz nötig ist.

Es kann also nicht nachdrücklich genug betont werden, daß vom wissenschaftlichen Standpunkt aus der Genuß von Milchfett bzw. von Butter zu empfehlen ist und daß eine Warnung vor deren Genuß nicht zu verantworten ist. Da die zusätzlichen Gefahren, die der Ersatz von Butter durch industriell hergestellte Fette mit sich bringt, besser verständlich werden, nachdem die wahren Ursachen der Arteriosklerose besprochen sind, wird darauf erst weiter unten eingegangen.

Seit Menschengedenken aßen Menschen Butter, ohne krank zu werden.

Seit Jahrtausenden haben die Menschen auf dieser Erde das Milchfett in Form von Milch oder Butter genossen, ohne daß sie dadurch krank geworden sind. Schon nach dem gesunden Menschenverstand erscheint es absurd, daß nun plötzlich der Herzinfarkt durch den Genuß von

Butter zustande kommen soll. Es sind z. B. Somalistämme bekannt, bei denen sich keinerlei Gefäßerkrankungen finden, obwohl diese Hirten täglich bis zu 10 l Kamelmilch trinken, die einen doppelt so hohen Fettgehalt hat wie die Kuhmilch.

Die raffinierten Kohlenhydrate sind die Hauptursachen der Arteriosklerose und des Herzinfarktes

In Völkern, die keine raffinierten Kohlenhydrate verzehren, gibt es keinen Herzinfarkt und keine Arteriosklerose. Dies sind unumstößliche Tatsachen. Es lohnt sich daher, diesen Zusammenhängen genauer nachzugehen.

Die beiden englischen Wissenschaftler *Cleave* und *Campbell* haben an einem riesigen statistischen Material aufgezeigt, daß der Herzinfarkt und die Arteriosklerose genau dieselben Ursachen haben wie eine Reihe anderer ernährungsbedingter Zivilisationskrankheiten. Die Zuckerkrankheit, die Fettsucht, die Thrombose, Krampfadern, der Gebißverfall durch Karies und Parodontose, das Magen- und Zwölffingerdarmgeschwür, die Stuhlverstopfung, Gallensteine u. a. sind nur verschiedene Erscheinungsformen einer *Grundkrankheit,* der Saccharidose (englisch saccharine-disease).

Herzinfarkt ist eine Erscheinungsform der Saccharidose

Saccharidose ist eine Sammelbezeichnung für alle Krankheitsformen, die durch Saccharide entstehen. Unter Sacchariden versteht man die verschiedenen Zuckerarten (Saccharum = Zucker). Man unterscheidet Einfachzucker (Monosaccharide) – dazu gehören Traubenzucker und Fruchtzucker –, Zweifachzucker (Disaccharide) und Vielfachzucker (Polysaccharide). Der bekannteste Vertreter der Disaccharide ist der gewöhnliche Verbrauchszucker, der chemisch als Rohrzucker bezeichnet wird, unabhängig davon, ob er aus dem Zuckerrohr oder der Zuckerrübe gewonnen wird. Zu den Polysacchariden rechnen die verschiedenen Stärkearten; das sind in erster Linie die Auszugsmehle aus den einzelnen Getreidesorten.

Bei Indern, die noch im Stammesverband leben und noch Naturreis, d. h. natürliche kohlenhydrathaltige Lebensmittel essen, gibt es weder Zuckerkrankheit, noch Fettsucht, noch Herzinfarkt, noch eine andere Erscheinungsform der Saccharidose. Inder, die in den Städten leben und bei sonst gleicher Nahrung statt Naturreis raffinierten Reis essen, erkranken in demselben Maße an Herzinfarkt, Zuckerkrankheit und allen anderen zur Saccharidose gehörenden Zivilisationskrankheiten wie die Weißen.

Herzinfarkt setzt jahrzehntelange Fehlernährung voraus

Das Entscheidende dabei ist aber, daß alle Erscheinungsformen der Saccharidose erst auftreten, wenn die Betreffenden dieser Ernährungsweise mindestens 20 Jahre lang ausgesetzt waren. Diese *Regel der 20 Jahre,* wie die englischen Forscher die lange Anlaufzeit nennen, macht es verständlich, weshalb der Zusammenhang zwischen dem Verzehr raffinierter Kohlenhydrate und den einzelnen Erscheinungsformen der Saccharidose so lange unerkannt geblieben ist.

Beobachtungen am Menschen bei Fütterungen am Tier bestätigt

Auch die frühere Nahrungsforschung war nicht imstande, die Entstehung der Arteriosklerose

44

durch die raffinierten Kohlenhydrate zu bewei-
sen. Der Grund lag auch hier in der Kurzfristig-
keit der klassischen Ernährungsversuche. Erst
nachdem es *Prof. Kollath* gelungen war, eine
Kostform zu finden, bei der die Versuchstiere so
lange am Leben blieben, daß Krankheiten wie
der Herzinfarkt, die ungewöhnlich lange Entstehungszeiten benötigen, überhaupt auftreten
konnten, war der Weg frei für die Forschung,
um den Zusammenhang zwischen dem Verzehr
raffinierter Kohlenhydrate und der Arteriosklerose zu erhärten.

In diesem Zusammenhang sind z. B. die Versuche von *Lutz* aufschlußreich, der nachgewiesen hat, daß kohlenhydratarm ernährte Hühner
auch im hohen Alter keine Arteriosklerose bekommen, während bei den kohlenhydratreich
ernährten Hühnern der Cholesteringehalt in den
Hauptschlagadern wesentlich höher lag als bei
den Kontrolltieren.

Gallenstein – ein häufiges Frühsymptom bei Arteriosklerose

Es gibt außer der Arteriosklerose noch eine andere Erkrankung, bei der eine krankhafte Ablagerung von Cholesterin kennzeichnend ist; es ist

der Gallenstein. In dieser Beziehung ist bemerkenswert, daß sich auch Cholesteringallensteine im Tierversuch durch Verfütterung von Fabrikzucker erzeugen lassen.

Der dänische Nobelpreisträger *Dam* verfütterte an Goldhamster eine fettfreie Nahrung, die raffinierte Kohlenhydrate in Form reinen Rohrzuckers, Trauben- und Fruchtzuckers enthielt. Dabei bildeten sich bei 77% der Tiere Cholesteringallensteine. Fette in mäßiger Form übten eine Schutzwirkung gegen die Bildung von Cholesterinsteinen aus, und zwar bestätigte sich, daß die höher ungesättigten Fettsäuren am stärksten wirksam waren. Ein Ersatz des Traubenzuckers durch Reisstärke verhinderte die Cholesterinbildung ebenfalls. Die Grenze für die Bildung von Cholesterinsteinen lag ungefähr dort, wo die Hälfte des Traubenzuckers durch Reisstärke ersetzt war.

Diese Ergebnisse zeigen deutlich, daß Tierversuche mit Fettstoffen ohne gleichzeitige Beachtung des Kohlenhydratanteils der Nahrung trügerische Ergebnisse bringen, die keine verwertbaren Schlüsse zulassen.

Besonders bemerkenswert ist aber, daß die Ergebnisse dieser Tierversuche auf interessante Beobachtungen am kranken Menschen hinweisen. Herzinfarkt und Arteriosklerose finden sich besonders häufig bei Gallensteinträgern. Bei vielen Infarktkranken findet sich in der Vorgeschichte eine Gallensteinoperation. Alle Gallensteinträger sind daher Anwärter auf arteriosklerotische Gefäßveränderungen. Da die Entstehung von Gallensteinen kürzere Zeit (ca. 15–20 Jahre) benötigt als die der Arteriosklerose, kann man den Gallenstein als Frühsymptom der sich entwickelnden Arteriosklerose ansehen.

Gallensteinträger können aus dieser Tatsache ihren Vorteil ziehen: Durch strengste Enthaltung von Fabrikzucker und Auszugsmehlen können sie das Fortschreiten des arteriosklerotischen Prozesses zu einer Zeit aufhalten, wo noch keine warnenden Krankheitserscheinungen von seiten der Gefäße vorhanden sind, und damit einen drohenden Herzinfarkt mit um so größerer Sicherheit verhüten, je früher sie mit der Vorbeugung beginnen. Dies gilt besonders für Gallensteinoperierte, da sie häufig nach der Operation keine örtlichen Beschwerden mehr haben und dadurch in der Gefahr sind, durch Fortsetzung der fehlerhaften Ernährung, die einst zur Gallensteinbildung geführt hatte, später an anderen Erscheinungsformen der Saccharidose, insbesondere an den arteriosklerotischen Gefäßveränderungen und deren Folgezuständen, zu erkranken. So kann der Gallenstein für den, der ihn als Warnsymptom erkannt hat, sogar zum Vorteil gereichen, wenn der Kranke sich vom Augenblick der Erkenntnis an entsprechend verhält.

Engste Beziehungen zwischen Zuckerkrankheit und Arteriosklerose

Es ist schon lange bekannt, daß bei Störungen des Kohlenhydratstoffwechsels besonders häufig arteriosklerotische Gefäßveränderungen auftreten. Die Zuckerkrankheit bietet dafür das beste Beispiel: Bei einem schlecht eingestellten Zuckerkranken kommt es zum Anstieg der Fettstoffe im Blut; bei guter Einstellung, d. h. bei Einschränkung der Kohlenhydrate, sinkt der Fettspiegel ab, was bei Einschränkung der Fettmenge nicht der Fall ist. Deutlicher kann die enge Beziehung zwischen Zuckerstoffwechsel und Steuerung der Fettkörper kaum demonstriert werden.

70% aller Zuckerkranken sterben an arteriosklerotischen Komplikationen. Bei 90% aller Zuckerkranken, deren Erkrankung länger als 10 Jahre besteht, sind sämtliche Blutgefäße von Arteriosklerose befallen.

Die Forschungen Yudkins und Björkeruds

Von den zahlreichen Beobachtungen, daß zwischen Herzinfarkt und Zuckergenuß eine enge Beziehung besteht, sollen noch besonders die Untersuchungen Prof. *Yudkins,* dem Leiter des Ernährungswissenschaftlichen Instituts der Londoner Universität, erwähnt werden. Bei einer größeren Anzahl von Männern im Alter von 45 bis 65 Jahren hat er festgestellt, daß der übermäßige Konsum von Fabrikzucker für die Zunahme des Herzinfarktes verantwortlich ist und nicht eine fettreiche Ernährung.

Ähnliche Ergebnisse brachten die Versuche des schwedischen Forschers *Björkerud.* An Kaninchen konnte er die krankmachende Wirkung des isolierten Zuckers nachweisen. An den Innenwänden der Gefäße kam es durch Fabrikzucker zu Ablagerung von fettartigen Stoffen, die durch Zusammenklumpen zu einem Verschluß des Gefäßes (Infarkt) führen können. Auch Björkerud weist auf die bereits erwähnten arteriosklerotischen Gefäßveränderungen beim Zuckerkranken hin; alles, was den Zuckergehalt im Blut erhöht, führt zur Arteriosklerose.

Thrombose hat keine Beziehung zum Fettstoffwechsel, sondern zum Kohlenhydratstoffwechsel

Wir sahen, daß bei dem letzten Akt, der zum Infarkt führt, häufig thrombotische Vorgänge eine Rolle spielen. Die Thrombose ist aber keine zwingende Voraussetzung für den Gefäßverschluß; es gibt genug Fälle, bei denen der sklerotische Prozeß allein genügt, um bei einem zusätzlichen nikotin- oder seelisch bedingten Gefäßkrampf den Infarkt auszulösen.

Normalerweise gerinnt das Blut niemals während des Umlaufs innerhalb eines intakten Gefäßes. Das gesunde Blut ist so beschaffen, daß ein Gerinnungsvorgang nur dann möglich ist, wenn Blut aus einem verletzten Gefäß austritt. Könnte das Blut innerhalb der Blutgefäße während des Lebens gerinnen, so stünde der Mensch ständig in Lebensgefahr. Das Blut ist durch sehr komplizierte chemische Mechanismen gegen diesen lebensbedrohlichen Vorgang gesichert. Bei einer Thrombose, d. h. der Bildung eines Blutgerinnsels innerhalb eines Gefäßes, handelt es sich daher immer um einen krankhaften Vorgang, zu dem es nur kommen kann, wenn das Blut krankhaft verändert ist.

Die Ursachen der krankhaften Blutbeschaffenheit liegen ausschließlich in fehlerhafter Ernährung, und zwar, wie wir bei der Saccharidose sahen, in dem Verzehr raffinierter Kohlenhydrate. Im Hinblick auf die Fettfrage ist es interessant, daß bis heute keine Störungen im Fettstoffwechsel nachgewiesen sind, die als Erklärung für das Zustandekommen der Thrombose, der am meisten gefürchteten Komplikation der Arteriosklerose, dienen könnten. Demgegenüber ist bekannt, daß isolierte Kohlenhydrate zu Thrombosen führen.

Eigene Beobachtungen: Fabrikzuckerfreie Ernährung senkt den Cholesterinspiegel

Über längere Zeiträume hinweg wurde bei allen Kranken, die in das Krankenhaus Eben-Ezer aufgenommen wurden, der Cholesterin- und Fettgehalt des Blutes vor und nach der Behandlung bestimmt. Unter einer Kost, die keine raffinierten Kohlenhydrate, d. h. keinen Fabrikzucker und keine Auszugsmehlprodukte enthielt, war bei allen Kranken nach einigen Wochen der Cholesterin- und Fettgehalt im Blut gesunken. Ausnahmen bildeten nur diejenigen Patienten, die schon vorher zu Hause sich ähnlich ernährt hatten wie jetzt im Krankenhaus. Der Rückgang des Cholesterins durch zuckerfreie Kost war unabhängig davon, ob die übrige Nahrung mehr oder weniger tierische Fette und Fleisch enthielt; auch die Art der Erkrankung spielte keine Rolle. Das Besondere der Kost bestand allerdings nicht nur in dem Fehlen der raffinierten Kohlenhydrate, sondern auch in der Zulage einer gewissen Menge Frischgemüse. Dabei ließ sich an einer genügend großen Zahl von Kranken, die vor der Krankenhauseinweisung bereits eine Frischkostzulage, aber außerdem auch Fabrikzucker zu sich genommen hatten, zeigen, daß die Vermeidung der raffinierten Kohlenhydrate für die Senkung des Cholesterinspiegels entscheidend war.

Die Bedeutung des Zeitfaktors

Nach dem neuesten Stand der wissenschaftlichen Ernährungsforschung besteht also überhaupt kein Zweifel mehr, daß die Grundursache des Herzinfarkts und der Arteriosklerose in dem Verzehr raffinierter Kohlenhydrate liegt. In der Vermeidung von Fabrikzucker und Auszugsmehlen liegt die Lösung des Problems. Daraus, daß die Arteriosklerose und ihre Folgeerscheinungen zu den ernährungsbedingten Zivilisationskrankheiten gehören, denen als Erscheinungsformen der Saccharidose im wesentlichen die gleichen Ursachen zugrunde liegen, ergibt sich auch als selbstverständliche Konsequenz, daß diejenigen Maßnahmen, welche die ernährungsbedingten Zivilisationskrankheiten verhüten können, auch vor dem Herzinfarkt schützen.

Ein Unterschied besteht nur insofern, als die Entstehung der Arteriosklerose und des Herzinfarktes eine längere Zeit benötigt als die vieler anderer ernährungsbedingter Zivilisationskrankheiten. Vergleichsweise benötigt die Zahnkaries infolge der zusätzlichen örtlichen Wirkung des raffinierten Zuckers auf die Zähne nur Monate bis Jahre zu ihrer Entstehung, während die Erkrankungen des Bewegungs- und Bindegewebsapparates (Arthrosen, Wirbelsäulenschäden usw.), die Zuckerkrankheit, die Fettsucht, die Gallensteine, Leberschäden u. a. einen Verzehr der raffinierten Kohlenhydrate von mindestens 10 bis 30 Jahren voraussetzen. Natürlich ist die benötigte Zeitdauer im einzelnen Fall auch von der Menge des verzehrten Fabrikzuckers und Graubrots und von der Vorschädigung durch die vorausgegangenen Generationen abhängig. So ist z. B. eine schon in der Kindheit auftretende Fettsucht durch die Fehlernährung der Eltern bzw. Großeltern mitbedingt.

Es liegen heute genug wissenschaftliche Beobachtungen vor, aus denen hervorgeht, daß eine
fehlerhafte Ernährung sich nicht nur am Einzelindividuum auswirkt, sondern daß sich die Folgen unerbittlich in den kommenden Generationen bemerkbar machen. Dies bedeutet mit anderen Worten, daß Fehlernährung auch zu einer
Veränderung der Erbmasse führt, deren Aus-
wirkungen die nachfolgenden Generationen zu
tragen haben.

Arteriosklerose und Herzinfarkt keine Alterskrankheiten

Die längsten Anlaufzeiten am Einzelindividuum
benötigen die Erkrankungen, die in irreführen-
der Weise als Alterskrankheiten bezeichnet werden. Zu ihnen gehört auch die Arteriosklerose
und der Herzinfarkt. Sie sind natürlich nicht
durch das Alter bedingt, sondern durch die jahrzehntelangen Fehler in der Lebensführung, die
sich dann im Alter als Krankheiten bemerkbar
machen. In diesem Sinne gibt es überhaupt keine
Alterskrankheiten, d. h. Krankheiten, die etwa
schicksalsmäßig und zwangsläufig mit dem Alter verbunden sind, und denen man im Alter
ohnmächtig ausgeliefert ist.

Der Hinweis, daß die Arteriosklerose keine Alterskrankheit ist, d. h., daß das Wort Alterskrankheit irreführend ist, erscheint besonders wichtig, da der Altersbegriff zu der fatalistischen Vorstellung verleitet, man könne vorbeugend nichts gegen den Herzinfarkt unternehmen. Denn jedermann wird ja alt und muß damit rechnen, einen Herzinfarkt zu bekommen. Die besondere Gefahr liegt darin, daß vor allem junge Menschen dadurch gar nicht auf den Gedanken kommen können, daß die Arteriosklerose durch frühzeitige Vorbeugung verhütbar ist. Da aber die Arteriosklerose zu ihrer Entstehung besonders lange Zeit benötigt, müßten die Vorbeugungsmaßnahmen schon in der Jugend einsetzen.

Interessengruppen verhindern richtige Information

Es gibt eine Reihe von Gründen dafür, daß gerade die Arteriosklerose immer wieder als typische Alterskrankheit bezeichnet wird. Der Hauptgrund liegt zweifellos darin, daß die wahren Ursachen noch zu wenig bekannt sind. Hier drängt sich nun sofort die Frage auf, wie es kommt, daß die Ursachen nicht bekannter sind und nicht bekannt gemacht werden, obwohl sie wissenschaftlich nachgewiesen sind.

Die Beantwortung ist einfach, obwohl es üblich ist, ihr auszuweichen. Meist wird sogar schon die Fragestellung vermieden. Wer es wagt, die raffinierten Kohlenhydrate, d. h. den Fabrikzucker und die Auszugsmehle, als Hauptursachen des Herzinfarktes zu nennen, hat automatisch die gesamte Wirtschaft gegen sich, die diese Produkte herstellt und verbreitet. Da es sich hier um finanzmächtige Gruppen handelt und die Informationen von denen gesteuert werden, die die Macht (sprich Geld) haben, ist es verständlich, daß diese Interessengruppen alles daransetzen, um den Fabrikzucker und das tägliche Brot aus dem Gespräch zu halten. Die bewährteste Methode, dies zu erreichen, ist neben dem Totschweigen das Vorgehen nach dem Motto „Haltet den Dieb": Man beschuldigt andere Faktoren, um die raffinierten Kohlenhydrate aus der Schußlinie zu nehmen. Hier liegt ein wesentlicher Grund, weshalb die Fett-Theorie vor allem von wirtschaftlichen Interessengruppen immer wieder aufgewärmt wird, obwohl sie nach wissenschaftlichen Erkenntnissen längst nicht mehr haltbar ist.

Dazu kommt, daß die Fett-Theorie zugleich auf der Interessenebene der Fettindustrie liegt;

denn jedes Gramm Butter, das fälschlicherweise aus Angst vor dem Infarkt nicht verzehrt wird, steigert den Margarineumsatz. Wer hinter die Kulissen zu blicken vermag, weiß, daß die heutigen Ernährungsgewohnheiten nicht von unabhängigen Ernährungswissenschaftlern gesteuert werden, sondern von finanzmächtigen Interessengruppen, die über die Massenmedien und auf parlamentarischem Wege die *Volksmeinung* bestimmen.

Daran ändert auch die Tatsache nichts, daß es eine Reihe von Wissenschaftlern gibt, die auf dem Ernährungsgebiet arbeiten, denen es aber gar nicht bewußt ist, daß sie vor den Wagen der Interessengruppen gespannt sind. Denn alle Forschungen, die für die Interessengruppen von Vorteil sind, werden gefördert. Ihre Ergebnisse kommen in die Presse und werden nach den Grundsätzen moderner Werbung so lange wiederholt, bis sie in jedes Gehirn eingedrungen sind. Demgegenüber kommen Forschungsergebnisse, deren Bekanntwerden den Umsatz einer Wirtschaftsgruppe verringern würde, nicht in die Presse. Sickert aus Versehen trotzdem einmal eine solche Meldung durch, so haben die Interessengruppen die finanziellen und parlamentarischen Machtmittel, um die Panne mit massivem Aufwand ins Gegenteil zu verkehren.

Die breite Masse des Volkes hat keine Ah-
nung, in welchem Maße „Meinungen" über Er-
nährungsfragen manipuliert werden. Wenn es
aber um Leben und Tod geht, muß sicheres
Wissen an die Stelle von Meinungen treten.
Streng genommen liegt in dieser manipulierten
Information der Grund, weshalb bisher der Zunahme des Herzinfarktes nicht Einhalt geboten
wurde. Der ahnungslose und gutgläubige Bürger muß dieses teuflische Spiel mit Krankheit
und frühzeitigem Tod bezahlen.

Vorwände für unterlassene Wissensvermittlung

Oft ist der Einwand zu hören, es sei aussichtslos,
die Menschen darüber aufzuklären, daß jahrzehntelanger Genuß von Sacchariden zu Herzinfarkt führe. Denn auch wenn sie um die Zusammenhänge wüßten, würden sie ihre Ge-
wohnheiten doch nicht ändern. Vom ärztlichen
und ethischen Standpunkt aus erscheint eine
solche Argumentation jedenfalls undiskutabel
und unverantwortlich. Wenn von wissenschaftlicher Seite die Ursachen des Herzinfarktes erkannt sind, gibt es für keine Begründung, mit
der die Verbreitung dieses Wissens verhindert
wird, eine Entschuldigung.

Information tut not

Der erste Akt in der Verhütung des Herzinfarktes ist daher die Information der Menschen, daß
ohne Einschränkung von Fabrikzucker und
Auszugsmehl (Weißmehl, Graumehl) dieses
Ziel nicht erreicht werden kann. Wieviel dem
einzelnen seine Gesundheit wert ist, liegt in
seiner eigenen Entscheidung; solange ihm aber
das Wissen vorenthalten wird, kann er sich auch
nicht entscheiden.

Das Volk ist nicht dumm, es wird unwissend gehalten

Als Vorwand für die unterlassene Informierung
wird öfter vorgebracht, die Menschen seien zu
„dumm", es sei ihre eigene Schuld, wenn sie
krank würden; sie müßten eben selbst nachdenken.

Unlogischer geht es kaum! Ein Mensch, der
unwissend ist, braucht deshalb nicht dumm zu
sein; und ein Vielwisser kann doch ein dummer
Mensch sein, wenn er nicht imstande ist, das
Wissen durch Denken richtig zu verwerten.
Aber abgesehen von dieser unheilvollen Verwechslung von Unwissenheit und Dummheit

kann ein Laie durch noch so intensives Nachdenken niemals zu der Erkenntnis kommen, daß der Genuß von Fabrikzucker, Grau- und Weißmehl nach einer Zeitdauer von fünfzig Jahren zum Herzinfarkt führen kann. Hier handelt es sich um eine reine Wissensangelegenheit, die weder mit Intelligenz noch mit Nachdenken etwas zu tun hat. Auch der Dümmste könnte über diese Zusammenhänge in einfachster Form unterrichtet werden. Es wäre nur notwendig, ihm die Information nicht vorzuenthalten.

Wenn die Menschen aufgeklärt würden, fände sich sicher ein beträchtlicher Prozentsatz, der sofort bereit wäre, den Fabrikzucker einzuschränken und das Graubrot mit Vollkornbrot zu tauschen. Die dadurch erzielten Erfolge würden sich rasch herumsprechen und die Zahl derer, die ihre Ernährung danach gestalten, würde ständig zunehmen. Dieser Schluß ist sicher berechtigt; denn es ist ja auch durch unentwegte Fehlinformation gelungen, die Menschen zu einer krankmachenden Ernährung zu überreden. Warum sollte es dann nicht gelingen, durch richtige Information die Menschen zu einer Ernährungsweise zu bringen, die sie vor unnötigen Krankheiten schützt?

In welch kurzer Zeit war es zum Beispiel möglich, die Menschen durch die Irrlehre der

Fett-Theorie dazu zu bringen, daß sie ein natürliches Lebensmittel, die Butter, mit der Margarine vertauschten! Wie viele sind heute bereit, fettärmer zu leben, weil sie annehmen, damit bestimmten Krankheiten vorzubeugen! Wenn es aber möglich ist, sie zu einer fettärmeren Nahrung zu überreden, warum soll es nicht möglich sein, sie über diesen Irrtum aufzuklären und sie stattdessen über die Vorteile einer zuckerarmen Ernährung zu unterrichten?

Das Hindernis liegt auch keineswegs in der Trägheit der Menschen, wie immer wieder gesagt wird, sondern besonders an der unterlassenen Aufklärung. Ich hoffe, daß es klar geworden ist, daß es sich hier nicht so sehr um ein Versäumnis aus Fahrlässigkeit handelt, sondern um eine bewußte Informationsblokkade durch Interessengruppen.

Ist die Nachricht einmal ins Volk gedrungen, so kann sich trotz der langen Entstehungszeiten, die die ernährungsbedingten Zivilisationskrankheiten benötigen, jedermann in verhältnismäßig kurzer Zeit von dem Erfolg einer saccharidefreien Ernährung überzeugen. Und zwar ist der Erfolg an manchen Erkrankungen schon zu einem Zeitpunkt erkennbar, wo sich die Verhütung des Herzinfarktes infolge der langen Entstehungszeit noch nicht unter Beweis stellen läßt.

Am einfachsten ist dies an der Zahnkaries zu demonstrieren, die von dem Tag an, wo mit der Vermeidung des Fabrikzuckers begonnen wird, zum Stillstand kommt.

Auch bei einer großen Zahl anderer ernährungsbedingter Zivilisationskrankheiten, die im Prinzip dieselben Ursachen haben, lassen sich die Erfolge in relativ kurzer Zeit erkennen.

Herzinfarkt benötigt von allen ernährungsbedingten Zivilisationskrankheiten die längste Entstehungszeit

Eine Ernährung, die die Arteriosklerose und den Herzinfarkt mit Sicherheit verhütet, schützt auch vor allen anderen ernährungsbedingten Zivilisationskrankheiten. Unterschiedlich sind nur die Zeiten, die die einzelnen Krankheiten benötigen, bis sie soweit fortgeschritten sind, daß sie Beschwerden hervorrufen. Am längsten dauert dies bei der Arteriosklerose und ihren Folgezuständen, am kürzesten bei der Zahnkaries. Dazwischen liegen, was die Entstehungszeiten betrifft, die Stuhlverstopfung, die Parodontose, die Fettsucht, der Gallenstein, die Leberschädigungen und die degenerativen Erkrankungen an den Gelenken und der Wirbelsäule. Dementsprechend sind auch die Erfolge einer vorbeugenden Ernährung bei den einzelnen Erkrankungen verschieden rasch nachweisbar. Am schwierigsten liegt dies wiederum bei der Arteriosklerose, am einfachsten bei der Zahnkaries.

Man kann aber genausogut umgekehrt sagen: Eine Ernährung, die imstande ist, alle ernährungsbedingten Zivilisationskrankheiten zu verhüten, verhütet mit Sicherheit auch die Arteriosklerose und den Herzinfarkt. Da nun aber die Arteriosklerose eine Fehlernährung über sehr lange Zeiträume voraussetzt und deshalb auch eine sehr frühzeitige Vorbeugung notwendig ist, geben ernährungsbedingte Krankheiten, die kürzere Entstehungszeiten haben, frühzeitig einen Anhaltspunkt für den Erfolg vorbeugender Maßnahmen.

Wird mit der Vorbeugung gegen den Herzinfarkt frühzeitig begonnen, so bleiben zugleich auch die anderen ernährungsbedingten Zivilisationskrankheiten aus.

Maßnahmen zur sicheren Verhütung des Herzinfarktes

Da der Herzinfarkt als Teilerscheinung der Arteriosklerose eine ernährungsbedingte Zivilisationskrankheit ist, bestehen die Vorbeugungsmaßnahmen in der Einhaltung einer vitalstoffreichen Vollwertkost über viele Jahrzehnte. Im einzelnen gestaltet sich die Ernährung wie folgt:

1. Kein Fabrikzucker und keine Auszugsmehle

Am wichtigsten ist nach dem bisher Ausgeführten die Vermeidung der raffinierten Kohlenhydrate, je strenger, um so besser.

Damit sind alle Nahrungsmittel gemeint, die Fabrikzucker enthalten und aus Auszugsmehlen, d.h. aus Grau- und Weißmehlen, hergestellt sind. Außer den Süßigkeiten im engeren Sinne versteht man unter Fabrikzucker alle in der Fabrik hergestellten Zuckerarten, den weißen und braunen Rohrzucker, gleichgültig, ob er aus dem Zuckerrohr oder der Zuckerrübe hergestellt ist, ferner Traubenzucker, Fruchtzucker, Milchzucker, Malzzucker usw.

Alle Lebensmittel, die von Natur aus süß sind, wie z. B. Früchte, sind selbstverständlich nicht gesundheitsschädlich.

Zu den nicht erlaubten Auszugsmehlprodukten gehören das tägliche Brot, das in Norddeutschland Graubrot, in Süddeutschland Schwarzbrot heißt, ferner Weißbrot, weiße Brötchen, Zwieback, Kuchen, Teigwaren, Pudding. Auch geschälter Reis steht, was die nachteilige Wirkung betrifft, auf der Stufe der Auszugsmehle.

2. Vollkornprodukte sind notwendig

Anstelle der Weiß- und Graumehlprodukte sind Vollkornprodukte unerläßlich. Das tägliche Brot darf nur *Vollkornbrot* sein. Wichtig ist, daß mit den Vollkornbrotsorten abgewechselt wird. Da bei der Erhitzung des Vollkornbrotes bestimmte Vitalstoffe verloren gehen, ist als Ergänzung der tägliche Genuß eines *Frischkorngerichts* notwendig. Dieses kann in Breiform oder aus ganzen gekeimten Getreidekörnern hergestellt werden.

Noch zur Zeit unserer Großväter war es Sitte, morgens einen Brei aus Hafer, Hirse oder Gerste zu essen. Etwa mit dem Zeitpunkt, als dieser

Vollgetreidebrei dem Brötchen aus weißem Mehl weichen mußte, hielten auch das Graubrot und der Fabrikzucker Einzug bei den zivilisierten Völkern. Dies war die Geburtsstunde der ernährungsbedingten Zivilisationskrankheiten, die nun nach einer langen Anlaufzeit ihre Ernte halten. Nur die Rückkehr zu Vollgetreidegerichten wird diesen Prozeß aufhalten können.

Das Rezept des Frischkornbreis

Er wird aus einer Mischung von Roggen und Weizen oder aus Weizen allein hergestellt. Von diesem Getreide werden 3 Eßlöffel durch eine alte Kaffeemühle, in einem Mixapparat oder einer Getreidemühle grob geschrotet. Das Mahlen muß jedesmal frisch vor der Zubereitung vorgenommen werden.

Dabei spielt es keine Rolle, ob die Getreidemühle mit Mahlsteinen oder einem Stahlmahlwerk arbeitet.

Nicht auf Vorrat mahlen! Das gemahlene Getreide wird mit ungekochtem, kaltem Leitungswasser zu einem Brei gerührt und mehrere Stunden (bis zu 12) stehengelassen. Die Wassermenge wird so berechnet, daß nach der Quellung nichts weggegossen zu werden braucht.

Nach 12 Stunden wird dieser Brei genußfähig gemacht durch Zusatz von frischem Obst (je nach Jahreszeit), Zitronensaft, 1 Teelöffel Honig (nur manchmal; regelmäßig Honig kann Karies erzeugen), 1 Eßlöffel Sahne, geriebenen Nüssen, nach Art des Bircher-Benner-Müslis.

Solange verfügbar, sollte man immer einen Apfel hineinreiben und sogleich untermischen, bevor er braun wird. Der geriebene Apfel macht den Frischkornbrei besonders luftig und wohlschmeckend.

Statt dieser Zubereitung kann der Körnerbrei auch mit Joghurt, Milch oder Sauermilch zubereitet werden. In diesem Fall müssen die anderen Zusätze wegbleiben, da die Kombination bei Darmempfindlichen Unverträglichkeit hervorrufen kann. Es ist ohne Belang, zu welcher Tageszeit dieser Brei genossen wird.

Auch die Zubereitung nach Dr. Evers ist zu empfehlen:

3 Eßlöffel Roggen *oder* Weizen (keine Mischung) werden über Nacht (etwa 12 Stunden) mit ungekochtem, kaltem Wasser eingeweicht. Am Morgen werden die Körner in einem Sieb mit frischem Wasser gespült. Tagsüber bleiben

sie trocken stehen. In der zweiten Nacht werden sie wieder mit Wasser übergossen, am nächsten Morgen wieder gespült. Dieser Vorgang wird so lange fortgesetzt (im Durchschnitt 3 Tage), bis die Körner keimen und die Keimlinge ca. ⅓ cm lang sind. In der Keimzeit sollen die Körner möglichst bei Zimmertemperatur stehen (d. h. nicht zu kalt und nicht zu warm). Diese gekeimten Körner können mit Zutaten versehen werden, wie beim Frischkornbrei angegeben. Sie sind gründlich zu kauen.

Der Ratschlag, Roggen und Weizen getrennt zum Keimen aufzustellen, beruht darauf, daß die beiden Getreidearten verschieden lange Keimzeiten haben. Der Weizen keimt etwas rascher als der Roggen.

3. Tägliche Frischkostzulage unterstützt den Erfolg

Wenn auch die raffinierten Kohlenhydrate die Hauptursache der arteriosklerotischen Gefäßschäden sind, so fördern zweifellos andere denaturierte Nahrungsmittel den krankhaften Prozeß. So wie das Vollgetreide durch die Entfernung des Keims und der Randschichten wertvolle Vitalstoffe verliert, so erfährt auch Obst

68

und Gemüse durch den Kochprozeß eine Einbuße an Wirkstoffen, die für die Gesundheit notwendig sind. Eine Ergänzung der Nahrung durch einen täglichen Anteil von *rohem Gemüse und Obst* ist eine wichtige unterstützende Maßnahme.

Während die Vollkornprodukte die Versorgung mit dem Vitamin-B-Komplex garantieren, sind die Frischgemüse notwendig, um dem Körper ausreichend wasserlösliche Vitamine, Mineralstoffe und Enzyme zuzuführen.

Die rohen Gemüse werden am besten als Salate angemacht. Dabei empfiehlt es sich, täglich vier verschiedene Gemüse zu verwenden, und zwar zwei, die über, und zwei, die unter der Erde gewachsen sind. Da die einzelnen Pflanzenteile unterschiedliche Wirkstoffe enthalten, ist durch diese Kombination die Gewähr für eine ausreichende Vitalstoffversorgung gegeben. Aus diesem Grunde sollen auch möglichst jeden Tag andere Gemüsesorten ausgewählt werden.

Außer auf Abwechslung ist auch auf schmackhafte Zubereitung großer Wert zu legen.

Falls die Mahlzeit auch Gekochtes enthält, wird die Frischkost zuerst gegessen; dies gilt besonders für den Fall, daß eine Empfindlichkeit der Verdauungsorgane bei Magen-, Darm-, Le-

ber-, Galle- oder Bauchspeicheldrüsenkrank-
heiten vorliegt.

Zubereitung der Frischkost

Unter der Erde gewachsen:

Schwarzwurzeln: fein gerieben, vermengt mit
süßer Sahne und Kokosraspeln.

Möhren: gerieben, mit geriebenen Äpfeln,
Nüssen und Zitronen oder als Salat mit feinge-
schnittener Zwiebel, Öl, Zitrone, Schnittlauch
und Petersilie vermengt.

Rote Bete: fein gerieben, mit Äpfeln, Zitrone,
saurer Sahne und Nüssen vermengt.

Rote Bete mit Kürbis: Äpfel, Nüsse, etwas
saure Sahne.

Sellerie: fein gerieben, mit Nüssen, süßer Sahne,
oder wie bei Möhren.

Steckrüben: fein gerieben, mit Sahne, Zitrone,
Öl, grüner Petersilie.

Rettich oder Radieschen: mit grüner Petersilie
(Veränderung mit Tomaten), Zwiebeln, Schnittlauch.

70

Pastinaken: fein gerieben, mit Zitrone, süßer Sahne, geriebenen Nüssen, oder wie bei Möhrensalat (siehe oben).

Topinambur: grob reiben, etwas Öl und Nüsse.

Über der Erde gewachsen:

Kohlrabi: mit Öl, grüner Petersilie oder mit süßer Sahne und geriebenen Nüssen.

Blumenkohl: fein gerieben, mit süßer Sahne, geriebenen Nüssen oder Kokosraspeln.

Weißkohl: fein gewiegt, mit Öl, Zitrone oder Obstessig, Schnittlauch, Petersilie, schwarzem Pfeffer.

Rotkohl: fein gewiegt, mit Öl, Zitrone, Äpfeln, Veilchenpulver.

Gurken: mit der Schale, feine Scheiben, mit saurer Sahne oder Joghurt oder Obstessig, Dill, Petersilie, Schnittlauch, Öl (Veränderung mit Tomaten), Borretsch, schwarzem Pfeffer.

Blattsalat und Endivien: etwas zerschnitten, mit Sahne, Öl, Zitrone oder Obstessig, grünen Kräutern (Dill, Kresse, Schnittlauch, Petersilie, Zitronenmelisse, Fenchel, Borretsch). Veränderung: feingeschnittenen Sauerampfer, Spinat untermengen.

Feldsalat: Öl oder Sahne, Obstessig oder Zitrone.

Spinat: in feine Streifen geschnitten, vermengen mit Öl, Zitrone, Zwiebeln.

Sauerkraut: wenn sehr sauer, leicht spülen; etwas schneiden, vermengen mit feingeschnittenen Zwiebeln, Öl, Kümmel, Porree, geriebenem Meerrettich.

Tomaten: Öl und Obstessig, evtl. Zwiebeln.

Obstsalat: Äpfel, Bananen, Apfelsinen, geriebene Nüsse, Weinbeeren, zerschnittene Pflaumen.

4. Menge des Fettes unbeschränkt, falls in naturbelassener Form

Schließlich verlangt die sichere Verhütung einer ernährungsbedingten Krankheit den Verzehr *naturbelassener Fette*.

Außer dem Vitamin-B-Komplex, der durch die Vollkornprodukte zugeführt wird, und den wasserlöslichen Vitaminen aus der Frischkost sind zur vollen Gesundheit auch fettlösliche Vitamine und ungesättigte Fettsäuren notwendig. Sie sind in ausreichender Menge und in ausgewogenem Verhältnis nur in naturbelassenen Fetten enthalten. Deshalb ist zur Verhütung des Herzinfarktes nicht die Einschränkung der Fette nötig, sondern im Gegenteil der Verzehr einer ausreichenden Menge naturbelassenen Fettes. Da die meisten Fette, die in einer üblichen Zivilisationskost enthalten sind, nicht mehr natürlich sind, wird der Mindestbedarf an fettlöslichen Vitaminen und ungesättigten Fettsäuren durch eine noch so große Menge denaturierter Fette nicht gedeckt. Wird durch die Empfehlung, weniger Fett zu essen, die Menge minderwertiger Fette sogar noch verringert, so steigt die Gefahr mangelhafter Versorgung mit fettlöslichen Vitaminen. Gewöhnliche Margarine wird ebenso durch Raffinationsmethoden gewonnen wie die gewöhnlichen Speiseöle, während die meisten Fette von Schlachttieren als Speck oder Schmalz durch Erhitzung denaturiert sind.

Auch die Reformmargarinen sind keine Naturprodukte mehr, wenn sie auch durch schonende Aufbereitung in ihrer biologischen Wertigkeit weit über den gewöhnlichen Margarinen stehen. Selbst die Butter, die aus pasteurisierter Milch gewonnen wird, ist nicht mehr ganz naturbelassen; sie ist aber trotzdem der Rangordnung nach vor der Reformmargarine einzureihen.

Bleiben schließlich als naturbelassene Fette nur die kaltgeschlagenen Öle, die unpasteurisierte Butter und ölhaltige Früchte (Nüsse).

Daraus geht hervor, wie wichtig es wäre, daß die Milcherhitzung unterbliebe. In der Eindämmung der ernährungsbedingten Zivilisationskrankheiten wäre ein großer Schritt vorwärts getan, wenn der Kampf um eine natürliche Butter aus unpasteurisierter Milch erfolgreich wäre.

Die Cholesterinfrage ist bei der Erörterung der Fett-Theorie bereits besprochen.

Für die Praxis ergeben sich folgende Richtlinien: Anstelle von Fabrikfetten, d. h. vor allem von Margarinen und gewöhnlichen Ölen, die durch Raffination gewonnen werden, sind naturbelassene Fette zu verwenden.

Zur Deckung des Bedarfs an fettlöslichen Vitaminen und ungesättigten Fettsäuren genügt der tägliche Genuß von etwas Butter und kaltgeschlagenen Ölen (in Reformhäusern erhältlich), die zur Zubereitung der Frischkostsalate benötigt werden. Größere Mengen sind nicht nötig. Andererseits soll aber wegen der durch die Fett-Theorie entstandenen Verwirrung noch einmal ausdrücklich betont werden, daß selbst große Mengen naturbelassener Fette keinerlei Schaden stiften, wenn der Gesamtstoffwechsel durch den Verzehr von Vollkornprodukten und Frischkost und die Vermeidung raffinierter Kohlenhydrate in Ordnung ist. In diesem Falle kann auch durch den Genuß von erhitzten Schlachtfetten und Schmalz in mäßiger Menge kein Schaden entstehen, obwohl diese Fette keine hochungesättigten Fettsäuren enthalten. Bei der früheren bäuerlichen Selbstversorgung gehörten Schinken und Speck zu den täglichen Lebensmitteln, und der Herzinfarkt und die Arteriosklerose waren unbekannt; damals gab es aber auch noch keine Fabriknahrungsmittel.

Die Fettfrage ist keine Quantitäts-, sondern eine Qualitätsfrage. Es ist deshalb auch überflüssig, die tägliche Fettmenge in Gramm festzulegen. Was nützen die angeblich notwendigen 70 g, wenn es sich um denaturiertes Fett handelt? Was nützt die Einschränkung der Fettmenge, wenn der Stoffwechsel durch den Verzehr raffinierter Kohlenhydrate gestört ist?

Bei dem Verzehr natürlicher Lebensmittel besteht nie die Gefahr der Überdosierung eines einzelnen Nährstoffes, auch nicht bei der Kombination natürlicher Lebensmittel. Ißt z. B. jemand *eine* mit Butter bestrichene Scheibe Vollkornbrot, so besteht ein bestimmtes Verhältnis von Brot zu Fett; ißt er aber fünf Butterbrote, so bleibt das Brot-Fett-Verhältnis dasselbe; kein Nährstoffanteil bekommt das Übergewicht.

Falsch wäre es jedoch, bei einem appetitlosen Menschen, der nur *eine* Scheibe Brot ißt, darauf die Buttermenge zu schmieren, die er bei normalem Appetit auf fünf Brote verteilt hätte, „damit er zu seiner Fettmenge kommt". *Nicht nur auf die absolute Menge der Nährstoffe, sondern auch auf ihr Verhältnis untereinander kommt es an.*

Zusammensetzung der übrigen Kost gleichgültig

Die Befolgung der vier genannten Punkte genügt, um die Entstehung einer Arteriosklerose und ihrer einzelnen Erscheinungsformen an den einzelnen Organen mit Sicherheit zu verhüten.

So einfach ist es, wenn man es weiß!

Alle anderen Nahrungsmittel, die nicht besonders erwähnt wurden, sind nicht von Belang und können deshalb ohne Bedenken gegessen werden. Es erübrigt sich daher, sie einzeln zu erwähnen. *Motto:* Warum etwas verbieten, was für die Erreichung eines bestimmten Zieles ohne Belang ist?

Die Verhütung der Thrombose

Für die Verhütung der Thrombose, einem Teil-
geschehen bei manchen Infarktfällen, gelten im
wesentlichen dieselben Ernährungsmaßnahmen. Nur besteht bei der Vorbeugung der
Thrombose der Vorteil, daß die Wirkung der
Ernährungsmaßnahmen schon nach kurzer Zeit
einsetzt. Dieses Wissen ermöglicht es, jedem
Kranken, der vor einer Operation steht, (die
bekanntlich eine besondere Thrombosegefähr-
dung mit sich bringt), zu versichern, daß er nach
der Operation keine Thrombose bzw. Embolie
zu befürchten braucht, wenn er sich mindestens
drei Wochen vorher an die eben angegebenen
Ernährungsvorschriften hält.

Kranke, die früher schon mehrfach an
Thrombosen gelitten haben, müssen zur Steigerung ihrer Sicherheit den Frischkostanteil erhöhen. Solche Patienten bereite ich klinisch mit
einer Ernährung vor, die drei Wochen ausschließlich aus Frischkost besteht. Dabei habe
ich in dreißig Jahren keinen Kranken erlebt, der
bei Einhaltung dieser Vorschriften eine Thrombose bekommen hätte.

Auf diese Weise ist jede Thrombose überhaupt verhütbar, nicht nur die nach chir-
urgischen Eingriffen.

Ein hervorragendes Beispiel dafür bieten Kranke, die an Krampfadern leiden und gewohnt sind, mehrmals im Jahr *ihre* Thrombose zu bekommen. Die Kombination von Verödung mittels 27%iger Kochsalzlösung mit der beschriebenen Kost läßt garantieren, daß nie wieder eine Thrombose auftritt. Das Ausbleiben von Thrombosen nach der Umstellung auf eine vollwertige Heilkost beweist, daß die Thrombose eine ernährungsbedingte Krankheit ist.

Bereits vorhandene Gefäßschäden bilden sich nicht mehr zurück

Alle ernährungsbedingten Zivilisationskrankheiten sind im strengen Sinne unheilbar. Man kann sie mit Sicherheit verhüten, man kann ihr Fortschreiten aufhalten, in fortgeschrittenen Fällen oft nur verlangsamen, und man kann die Beschwerden lindern oder ganz zum Verschwinden bringen. Aber die einmal gesetzten Veränderungen an den Organen sind nicht mehr rückgängig zu machen. Dies gilt für alle Erscheinungsformen der Saccharidose. Der plombierte Zahn wird nie mehr so heil, wie er ursprünglich war. Der Gallenstein verschwindet nie wieder, es sei denn, er wird durch eine verstümmelnde

Operation entfernt. Die degenerativen Veränderungen an den Gelenken und der Wirbelsäule bei Arthrosen bilden sich nicht mehr zurück, wenn auch durch Behandlung eine mehr oder weniger spürbare Linderung der Beschwerden erzielbar ist. Die krankhaften Ablagerungen in den arteriosklerotischen Gefäßen bilden sich nie mehr zurück; der überstandene Herzinfarkt hinterläßt narbige Veränderungen im Herzmuskel, seine ursprüngliche Leistungsfähigkeit kann nie mehr erreicht werden. Der Kranke glaubt meist, die Krankheit habe in dem Augenblick begonnen, in dem er die ersten Beschwerden bemerkt hat. In Wirklichkeit liegt der Krankheitsbeginn weit vor dem Auftreten der ersten Krankheitserscheinungen; diese sind vielmehr bereits das Zeichen, daß die Krankheit in das im strengen Sinne unheilbare Stadium eingetreten ist.

In ähnlicher Weise gilt diese unerbittliche Regel mehr oder weniger für alle ernährungsbedingten Zivilisationskrankheiten.

Diese Tatsachen können nicht eindrücklich genug vor Augen gestellt werden, da die Erfahrung zeigt, daß sowohl die Kranken wie die noch scheinbar Gesunden die Augen davor verschließen. Entweder wissen sie tatsächlich nicht, daß es mit einer Heilung im strengen Sinne für immer zu spät ist, wenn die ernährungsbedingten

Schäden soweit fortgeschritten sind, daß sie sich in Beschwerden äußern, oder sie treiben Vogel-Strauß-Politik. Welcher Raucher z. B. glaubt nicht, es sei noch Zeit, das Rauchen aufzugeben, nachdem Beschwerden aufgetreten sind! Die Beschwerden mögen eventuell wieder verschwinden, aber der zugrunde liegende Schaden bleibt. Und welcher Trinker glaubt nicht, es sei noch Zeit, das Trinken erst aufzugeben, nachdem ein Leberschaden eingetreten ist!

Es ist ein verhängnisvoller Irrtum, anzunehmen, die Folgen gesundheitsschädlichen Verhaltens könnten dadurch nachträglich beseitigt werden, daß man die Schädlichkeit abstellt.

Was Jahrzehnte zur Entstehung benötigt, erfordert genauso lange Zeit zur Verhütung

Die Zusammenhänge zwischen Nahrung und Krankheit erscheinen nur deshalb so kompliziert, weil sie durch den Zeitfaktor verschleiert werden. Andererseits ist es selbstverständlich, daß eine Erkrankung, die eine Fehlernährung über Jahrzehnte zu ihrer Entstehung benötigt, auch eine genauso lange durchgeführte Vorbeugung zu ihrer Verhütung benötigt. Je früher also die Vorbeugung durch die obengenannte Vollwertkost einsetzt, um so größer ist die Sicherheit, daß später keine Gefäßschäden bzw. kein Herzinfarkt auftreten. Dies darf aber niemand davon abhalten, mit den Ernährungsmaßnahmen auch noch zu einem späteren Zeitpunkt zu beginnen, in dem bereits anzunehmen ist, daß Gefäßschäden vorliegen, auch wenn sie durch Untersuchungsmethoden noch nicht nachweisbar sind.

Die lange Anlaufzeit, die vergeht, bis die Krankheit erkennbar wird, ruft noch andere Probleme hervor. Sie führt verständlicherweise dazu, daß die meisten zu einer richtigen Ernährung im obigen Sinne erst dann kommen, wenn die Krankheit Beschwerden macht, d. h. wenn sie sich bereits in einem fortgeschrittenen Stadium befindet. Natürlich ist diese Jahrzehnte zu spät einsetzende Maßnahme nicht mehr imstande, die Krankheit zu heilen. Selbst wenn es gelingt, das Fortschreiten der Krankheit einzudämmen oder zu verlangsamen, zieht die Umgebung, die den Zeitfaktor nicht einkalkuliert, den unberechtigten Schluß, daß auch die *richtige* Ernährung falsch ist. Auf diese Weise kommt die Vollwertkost in Mißkredit, weil nicht erkannt wird, daß auch sie – zu spät eingesetzt – die Folgen nicht mehr rückgängig machen kann. Zu späte Ernährungsmaßnahmen sind also wenig geeignet, die Umwelt von der Richtigkeit dieser Kostform zu überzeugen, was wiederum ihre Verbreitung zum Nachteil der jüngeren Generation behindert.

Diese Umstände erschweren es, von den einmal eingefahrenen Geleisen üblicher Ernährungsgewohnheiten loszukommen. Im stetigen Anstieg der Herzinfarktzahlen findet dies unter anderem seinen Niederschlag.

Angebliche andere Ursachen des Herzinfarktes

Verlieren wir bei der kritischen Prüfung der Ursachen, die für den Herzinfarkt als verantwortlich angeführt werden, die Feststellung nicht aus den Augen, daß in Völkern, in denen keine raffinierten Kohlenhydrate gegessen werden, kein Herzinfarkt vorkommt!

Vergessen wir auch nicht, daß nur die Mißachtung dieser Tatsachen dazu geführt hat, daß überhaupt ein Rätselraten über die Infarkturachen einsetzte, in dessen Verlauf es zu der Notlösung kam, in Unkenntnis der Grundursachen ein ganzes Ursachenbündel verantwortlich zu machen!

Erbliche Belastung allein genügt nicht, um einen Herzinfarkt zu bekommen

Der Hinweis auf erbliche Belastung beim Herzinfarkt bringt uns der Lösung keinen Schritt näher; mindestens ist daraus kein praktischer Ratschlag für die Vorbeugung abzuleiten. Im Gegenteil, mit dem Hinweis auf erbliche Belastung wird in fatalistischer Weise indirekt zum Ausdruck gebracht, daß das Schicksal durch die Erbmasse festgelegt sei, und ihm der einzelne nicht entrinnen könne.

Was die erbliche Komponente für die Arteriosklerose bzw. den Herzinfarkt betrifft, so gelten hier dieselben Grundsätze wie für jede Erkrankung. Machen wir uns das Grundsätzliche an einem Modellbeispiel klar: Geben wir in einem Experiment hundert Personen ein bestimmtes Vitamin nicht, dessen Fehlen grundsätzliche Störungen hervorruft, so werden nach einer gewissen Zeit alle Personen Krankheitssymptome aufweisen. Diese sind durch den Vitaminmangel bedingt. Es ist aber durchaus möglich, daß bei den einzelnen Versuchspersonen trotz der gleichen Ursache ganz verschiedene Krankheitssymptome auftreten. Daraus läßt sich ableiten: Daß die Einzelnen krank wurden, hat seine Ursache im Vitaminmangel; welche Krankheitser scheinungen aber auftraten, ist durch die erbliche Anlage bestimmt. Die erbliche Belastung allein genügt also nicht, um zu erkranken, es müssen noch eine oder mehrere Ursachen dazukommen. Die Erbanlage bestimmt also lediglich, an welchem schwachen Punkt sich die Krankheit festsetzt bzw. äußert.

Auf den Herzinfarkt angewandt, bedeutet dies, daß trotz Anlage für Arteriosklerose niemals ein Herzinfarkt zustandekommen kann, wenn die raffinierten Kohlenhydrate und andere Fabriknahrungsmittel vermieden werden. Und andererseits könnte sich niemand, bei dessen Vorfahren kein Fall von Arteriosklerose aufgetreten war, in der Sicherheit wiegen, deshalb von dieser Erkrankung verschont zu bleiben, wenn er die zivilisatorischen Eßgewohnheiten beibehält.

Erhöhter Blutdruck keine Infarktursache

Wenn man in medizinischen Abhandlungen lesen kann, eine der Ursachen des Herzinfarktes sei die Blutdruckerhöhung, so liegt dieser Vorstellung die peinliche Verwechslung von Ursache und Wirkung zugrunde. Genausowenig wie Gesichtsblässe die Ursache einer Ohnmacht ist,

sondern ein Symptom der Ohnmacht, genausowenig ist hoher Blutdruck die Ursache einer
Gefäßkrankheit; vielmehr kann eine Gefäßkrankheit mit erhöhtem Blutdruck einhergehen.
Das heißt, die Blutdruckerhöhung ist lediglich
ein Symptom der Erkrankung, aber niemals ihre
Ursache.

Die Krankheitsäußerungen der Arteriosklе-
rose sind vielseitig; sie erschöpfen sich nicht in
den Stoffwechselstörungen, wie sie an der Erhöhung der Fettstoffe und der Cholesterinwerte im
Blut erkennbar sind, noch in den krankhaften
Ablagerungen auf den Gefäßwänden; die Arteriosklerose kann auch mit fehlerhafter Zusam-
mensetzung des Blutes, die zur Thrombose
führt, und mit Veränderungen der Gefäßspannung, d. h. niedrigem oder erhöhtem Blutdruck,
einhergehen. Es gibt genausoviele Fälle von Arteriosklerose, bei denen der Blutdruck normal
ist, wie solche mit erhöhtem oder sehr niedrigem
Blutdruck. Im Verlauf einer Arteriosklerose
kann es also genausogut zu einem Herzinfarkt
kommen wie zu einer Blutdruckerhöhung;
beide sind Erscheinungsformen der Arteriosklе-
rose, aber keineswegs ihre Ursachen.

Auf einer ähnlichen Verwechslung beruht es,
wenn die Vermehrung des Cholesterins und der
Fettstoffe im Blut als Ursache für die Arterio-

sklerose bzw. des Herzinfarktes bezeichnet wird. Die Blutveränderungen sind nicht Ursache der Arteriosklerose, sondern sichtbare Zeichen einer bereits vorhandenen Erkrankung. Die Ursachen müssen logischerweise in der Lebensführung des Menschen gesucht werden; daß sie auf dem Ernährungsgebiet liegen, haben wir zur Genüge dargestellt.

Bei der nachdrücklichen Feststellung, daß erhöhter Blutdruck und Störungen im Cholesterinstoffwechsel nicht die Ursachen des Herzinfarktes, sondern Zeichen einer bereits vorhandenen Erkrankung sind, handelt es sich aber nicht nur um einen wertlosen akademischen Streit mit Worten, sondern um eine Sache von großer praktischer Bedeutung. Diese Verwechslung von Ursache und Wirkung führt unter anderem dazu, daß man sich an der Aufdeckung der wahren Ursachen vorbeidrücken kann. Denn es ist weniger gefährlich, die Ursachen wirklich nicht zu erkennen, als durch Nennung falscher Ursachen ein Wissen um die wahren Ursachen vorzutäuschen. Die Nennung falscher Ursachen führt nicht nur dazu, daß die zur Vorbeugung notwendigen Maßnahmen unbekannt bleiben und deshalb unterlassen werden, sondern sie erregen auch die falsche Vorstellung, daß weitere Ursachenforschung unnötig sei.

Auch Fettsucht und Zuckerkrankheit sind keine Ursachen der Arteriosklerose

Es ist statistisch gesichert, daß bei zu dicken Menschen und Zuckerkranken häufiger Herzinfarkte und Arteriosklerosen vorkommen als bei anderen. Daraus wurde der falsche Schluß gezogen, die Fettsucht und die Zuckerkrankheit seien *Ursachen* des Herzinfarktes. In Wirklichkeit handelt es sich, wie bereits erwähnt, bei den drei Erkrankungen lediglich um verschiedene Erscheinungsformen derselben Grundkrankheit, der Saccharidose. Der Genuß raffinierter Kohlenhydrate erzeugt in gleicher Weise je nach Konstitution beim einen Fettsucht, beim anderen Zuckerkrankheit und beim dritten Arteriosklerose. Da die drei Erscheinungsformen dieselben Ursachen haben, ist es gar nicht anders denkbar, als daß sie auch häufig zugleich bei derselben Person vorkommen. Nur wer die Zusammenhänge nicht kennt, kann zu dem unlogischen Schluß kommen, daß die eine Krankheit die andere verursacht.

Und da diese drei Erkrankungen dieselbe Ursache haben, lassen sie sich auch durch dieselben Maßnahmen verhüten. Was die Fettsucht verhütet, verhütet auch die Zuckerkrankheit, und was diese beiden verhütet, verhütet auch den Herzinfarkt und umgekehrt. Im Zentrum der Verhütung der Saccharidose steht, wie der Name sagt, die Vermeidung der Saccharide.

Zuviel Essen erzeugt keinen Herzinfarkt

Bei der Erörterung der Fett-Theorie wurde ausreichend klargestellt, daß die wissenschaftliche Forschung keinerlei Anhalt dafür erbracht hat, daß der Verzehr von viel Fett der Entstehung von Arteriosklerose und Herzinfarkt Vorschub leistet. Demnach ist auch der übliche Ratschlag, den Fettverzehr einzuschränken, im Hinblick auf den Herzinfarkt nicht zu rechtfertigen. Damit soll keineswegs zu einem übermäßigen Fettverzehr animiert werden, aber es soll klar zum Ausdruck kommen, daß derjenige, der glaubt, durch Einschränkung der tierischen Fette oder der Fette überhaupt den Herzinfarkt verhüten zu können, sich gefährlich täuscht, denn er steht genauso in der Gefahr, einen Herzinfarkt zu bekommen, wie jeder andere, der raffinierte Kohlenhydrate ißt.

Genausowenig, wie der Herzinfarkt durch zuviel Fett entsteht, hat er mit „zuviel Essen" zu tun. Das Kennzeichen zivilisatorischer Nahrung ist eben *nicht ein Zuviel,* sondern *das Zuwenig* an gesundheitsnotwendigen Vitalstoffen dadurch, daß die Nahrung durch fabrikatorische Eingriffe mehr oder minder denaturiert ist. Das Schädliche der Zivilisationskost liegt nicht in der Quantität, sondern in der Qualität. Das Fehlen bestimmter Wirkstoffe in der zivilisierten Fabriknahrung kann nicht dadurch ausgeglichen werden, daß die Menschen weniger Nahrung zu sich nehmen. Durch die Einschränkung der Nahrungsmenge erhöht sich sogar die Gefahr ungenügender Vitalstoffzufuhr. Andererseits kann allerdings der ungenügende Gehalt der Zivilisationsnahrung an Vitalstoffen auch nicht durch zuviel Essen ausgeglichen werden.

Aus der Feststellung, daß der Verzehr großer Mengen (vollwertiger) Nahrung nicht zum Herzinfarkt führt, darf aber keineswegs der Schluß gezogen werden, daß es vorteilhaft sei, viel zu essen. Es gibt nur eins, was richtig ist: eine vollwertige Kost. Dabei ist zweitrangig, welche Menge davon gegessen wird; dies richtet sich in erster Linie nach dem Appetit. Denn eine Vollwertkost garantiert einen intakten Stoffwechsel, und ein Organismus mit gesundem Stoffwechsel wird mit einem eventuellen Zuviel eines vollwertigen Lebensmittels spielend fertig. Allerdings genügen relativ kleine

Mengen an Vollwertkost, um den täglichen Bedarf an Nähr- und Wirkstoffen zu decken.

Oft findet man auch die unklare Angabe, der Herzinfarkt entstehe durch zu üppiges Essen, ohne daß erklärt wird, was unter „üppig" gemeint ist. Versteht man darunter zu fett, mündet die Vorstellung wieder in die Fett-Theorie ein. Sollte damit aber zu konzentriert gemeint sein, so trifft es genau das, was die raffinierten Kohlenhydrate bewirken. Bei dem Fabrikzucker wird dem Organismus ein isoliertes Konzentrat zugeführt, das auf kleinem Raum viel Nährstoffe enthält, wie es bei natürlichen Lebensmitteln nie der Fall ist. Dies wird besonders deutlich, wenn man weiß, daß man von dem Ausgangsnahrungsmittel Zuckerrübe täglich 1,1 kg verzehren müßte, um sich 150 g Zucker zuzuführen, was der Menge Fabrikzucker entspricht, die viele Menschen täglich zu sich nehmen. Wenn man zu „üppige" Nahrung in dieser Weise präzisiert, dann trifft es durchaus zu, daß sie als Ursache des Herzinfarktes anzusehen ist.

Tabak – wichtiger Teilfaktor

An der Schädlichkeit des Tabaks besteht kein Zweifel. Die Teerprodukte sind verantwortlich für den Lungenkrebs, und das Nikotin verursacht über die Schädigung des vegetativen Nervensystems Kreislaufstörungen. Im 2. Kapitel (Kreislaufstörungen) wird darauf näher eingegangen. Es besteht nun die Frage, wieweit die kreislaufschädigende Wirkung des Rauchens an der Entstehung des Herzinfarktes beteiligt ist. Hier ist eindeutig festzustellen, daß das Rauchen nicht imstande ist, einen Herzinfarkt zu erzeugen, wenn nicht die Herzkranzgefäße durch arteriosklerotische Veränderungen und durch krankhafte Ablagerungen vorgeschädigt sind. Bei einem arteriosklerotisch veränderten Gefäß allerdings kann eine zusätzliche Verengung durch Nikotin das Zustandekommen eines Herzinfarktes begünstigen. Das Nikotin kann so zu einem wichtigen Teilfaktor beim Zustandekommen des Herzinfarktes werden, allein aber reicht es dafür nicht aus. Die unabdingbare Voraussetzung ist die arteriosklerotische Schädigung der Gefäßwand und die fehlerhafte Blutbeschaffenheit, die zur Thrombose führt. Diese Veränderungen kommen aber nicht durch das Rauchen zustande, sondern nur durch die fehlerhafte Zivilisationskost.

Praktisch bedeutet dies, daß der Raucher, der Auszugsmehle und Fabrikzucker zu sich nimmt, mehr gefährdet ist, einen Herzinfarkt zu bekommen, als der Nichtraucher. Wer aber jahrzehntelang eine Vollwertkost im obigen Sinne zu sich genommen hat, kann durch Rauchen zwar Kreislaufstörungen und eine Reihe anderer Krankheiten bekommen, für das Zustandekommen eines Herzinfarktes reicht es aber allein nicht aus.

Die richtige Setzung der Akzente erscheint auch in der Tabakfrage wichtig, damit sich nicht der Nichtraucher, der raffinierte Kohlenhydrate ißt, in der falschen Sicherheit wiegt, er könne keinen Herzinfarkt bekommen.

Wie kann seelische Belastung zu einem Herzinfarkt führen?

Seelische Belastung kann einen Herzinfarkt auslösen, aber nicht verursachen. Wir haben gesehen, daß der Herzinfarkt der Schlußakt des sich über Jahrzehnte hinziehenden Dramas der Arteriosklerose und einer direkten Herzmuskelschädigung durch Stoffwechselstörungen ist. Dementsprechend müssen wir auch zwischen den Ursachen der Arteriosklerose und des Herzmuskelschadens, ohne die es keinen Herzinfarkt gibt, und der Auslösung des letzten Ereignisses unterscheiden. Die Verwechslung dieser beiden

Momente führt zu der falschen Vorstellung, der Herzinfarkt werde durch seelische Belastung verursacht. Er wird dadurch nicht verursacht, sondern er kann dadurch ausgelöst werden, aber nur dann, wenn die Voraussetzungen der arteriosklerotischen Gefäßveränderungen und eventuell vermehrter Blutgerinnungsneigung erfüllt sind. Ein seelischer Schock und eine seelische Dauerbelastung ist bei einem Gefäßsystem, das keine krankhaften Formveränderungen aufweist, allein nicht imstande, einen Herzinfarkt auszulösen. Seelische Belastungen können zwar die Ursache für zahlreiche Funktionsstörungen innerer Organe sein, eine Arteriosklerose können sie aber nicht erzeugen; sie ist eine ausschließlich ernährungsbedingte Erkrankung.

Ist ein Herzkranzgefäß durch krankhafte Ablagerungen bereits verengt, so genügt eine zusätzliche krankhafte Zusammenziehung des Gefäßes durch eine Aufregung, daß nicht mehr ausreichend Blut hindurchströmt. Die Folge davon ist eine mangelnde Blutversorgung des betreffenden Herzabschnittes, was als Herzinfarkt bezeichnet wird, falls dieser Vorgang sich plötzlich abspielt. Im Laufe der Entwicklung der arteriosklerotischen Gefäßveränderungen wird zwangsläufig eines Tages der Augenblick erreicht sein, in dem die Gefäßlichtung so eng

geworden ist, daß sie für die notwendige Blutversorgung des Herzmuskels nicht mehr ausreicht. Dieser Augenblick kann durch eine seelische Belastung, die eine zusätzliche funktionelle
Gefäßverengung bewirkt, vorverlegt werden,
d. h. frühzeitiger eintreten, als er ohne diese
Belastung eintreten würde.

Berufliche und außerberufliche Hetze, übersteigertes Arbeitstempo, aufreibendes Arbeitspensum, was unter dem Begriff des Manager-
tums läuft, sind also Faktoren, die ebenso wie
seelische Belastungen in der Ehe oder durch
andere Umstände zwar einen Herzinfarkt auslösen, aber ihn nicht verursachen können. Auch in
diesen Fällen ist die arteriosklerotische Gefäß-
veränderung, die ausschließlich ernährungsbedingt ist, die unabdingbare Voraussetzung.

Die körperliche Bewegung und der Herzinfarkt

Mangel an körperlicher Bewegung ist eines der
Kennzeichen der Zivilisation. Die Maschine hat
uns viele Arbeitsleistungen abgenommen und
erleichtert.

Da die Bedeutung der Bewegung für die Er-
haltung der Gesundheit über jeden Zweifel erha-

94

ben ist, ist es nicht verwunderlich, daß unter den Ursachen für den Herzinfarkt auch häufig der Bewegungsmangel angeführt wird. Aber auch diese These hält einer wissenschaftlichen Prüfung nicht stand. Wir sahen, daß Arteriosklerose, Zuckerkrankheit und Fettsucht als Erscheinungsformen der Saccharidose dieselben Ursachen haben und deshalb auch häufig gemeinsam vorkommen. Deutlicher als bei der Arteriosklerose und bei der Zuckerkrankheit läßt sich die Rolle der Bewegung an der Fettsucht zeigen; im Prinzip gilt aber das, was bei der Fettsucht deutlicher erkennbar ist, genauso für die Arteriosklerose und den Infarkt.

Behindert man Tiere an ihrer gewohnten Bewegung, so entwickelt sich keine Fettsucht, solange sie ihre natürliche Nahrung bekommen. Entsprechend entsteht auch beim Menschen durch Bewegungsmangel allein niemals eine Fettsucht oder Arteriosklerose, solange er noch eine Vollwertkost zu sich nimmt.

Andererseits läßt sich die Ablagerung von krankhaften Fetten durch ausreichende körperliche Betätigung verringern oder beseitigen. Entsprechend kann auch angenommen werden, daß durch Sport, der die Sauerstoffdurchströmung aller Körperzellen und besonders des Herzmuskels verbessert, eine krankhafte Ablagerung von Stoffwechselprodukten erschwert wird.

Insofern ist auch zur Vorbeugung des Herzinfarktes eine systematische sportliche bzw. körperliche Betätigung auf jeden Fall zu empfehlen. Andererseits muß aber sofort auf die große Gefahr aufmerksam gemacht werden, die in dieser Empfehlung liegt. Die Stoffwechselstörungen, die durch den Verzehr raffinierter Kohlenhydrate und anderer denaturierter Nahrungsmittel entstehen, können durch körperliche Bewegung nicht verhütet oder ausgeglichen werden. Wenn Sport mit falscher Ernährung kombiniert wird, schützt er nicht vor den Degenerations- und Ablagerungskrankheiten an den Gefäßen und vor anderen ernährungsbedingten Zivilisationskrankheiten. Dies ist deutlich auch daran abzulesen, daß Sportler in gleichem Maße an Gebißverfall leiden und im Alter ebenso von Wirbelsäulenveränderungen und Gelenkschäden, Gallensteinen, Herzinfarkt, Thrombose und Arteriosklerose befallen sind wie die übrige Bevölkerung.

Um so mehr aber ist eine Kombination von richtiger Ernährung mit ausreichender körperlicher Betätigung zu empfehlen.

Besonders wichtig erscheint noch der Hinweis, daß bei bereits bestehender Arteriosklerose, auch wenn sie weit fortgeschritten ist, eine körperliche Betätigung niemals Schaden bringen kann. Die Grenze der Belastung ist durch die Leistungsfähigkeit des einzelnen und durch die eventuell auftretenden Beschwerden von selbst festgelegt. Im Gegensatz zu seelischen Belastungen liegt in körperlichen Belastungen keinerlei Gefahr, auch nicht die der Auslösung eines Infarktes.

Eine ganz andere Frage ist es, inwieweit körperliche Belastung nach einem Herzinfarkt möglich oder erlaubt ist. Hier gibt es keine allgemeingültige Regel. Dies ist ganz vom einzelnen Fall abhängig und daher jeweils nach Lebensalter, Stadium und Schwere des Falles vom Arzt festzulegen.

Als Beispiel dafür, in welchem Maße körperliche Bewegung einen günstigen Einfluß ausüben kann, möchte ich auf einen Fall hinweisen, den der Sportarzt Dr. von Aaken veröffentlicht hat. Er berichtet von einem 38jährigen Patienten, der, nach zweimaligem Infarkt von Berufsunfähigkeit bedroht, sich unter ärztlicher Aufsicht dem Waldnieler-Training nach der Ausdauermethode unterzog. Innerhalb von drei Monaten verbesserte sich die Leistungsfähigkeit derart, daß von einem keuchenden Patienten, der kaum imstande war, 350 m zu traben, ein Langstrekkenläufer wurde, der sich von Woche zu Woche verbesserte. Nach 5 Monaten war er so weit, daß er einen 25-km-Lauf gut überstand.

Natürlich können aus diesem Fall keine verallgemeinernden Schlüsse gezogen werden; aber immerhin zeigt er den positiven Einfluß körperlicher Bewegung.

Risikofaktoren anstelle von Ursachen

In der Erkenntnis, daß es sich bei den sogenannten „Ursachen" gar nicht um echte Ursachen, sondern um Krankheitssymptome handelt, wurde neuerdings der Begriff „Risikofaktoren" eingeführt. Aber bei genauerer Betrachtung der Problematik ist nicht zu übersehen, daß durch den Austausch der Begriffe im Prinzip sich nichts geändert hat. Auch der Begriff „Risikofaktoren" trägt zu einer Verschleierung der echten Ursachen bei.

Behandlung des Herzinfarktes

Ist es nun aus Unwissenheit oder infolge Nichtbeachtung der Vorbeugungsmaßnahmen zu einem Herzinfarkt gekommen, so ist das Schicksal

des Kranken von dem Ausmaß der Gefäßveränderungen abhängig. Da die Behandlung des lebensbedrohlichen Zustandes in ärztliche Hand
gehört, soll darüber hier nichts gesagt werden.
Lediglich zu der in manchen Kliniken noch ge-
übten Behandlung mit Medikamenten, die die
Blutgerinnungsfähigkeit herabsetzen (sog. Anti-
koagulantien, z. B. Marcumar), erscheint eine
Bemerkung notwendig. Diese Medikamente
sind dann völlig unnötig, wenn die vollwertige
Heilkost, in schweren Fällen am besten reine
Frischkost, durchgeführt wird. Diese Kost gibt
die absolute Garantie für die Verhütung der
Thrombose bzw. des Fortschreitens des throm-
botischen Prozesses. Deshalb ist sie auch der
beste vorbeugende Schutz gegen einen Herzinfarkt. Im Vergleich zur Behandlung mit Anti-
koagulantien bedeutet die Durchführung der gesunden Kost für den Kranken eine wesentliche
Erleichterung und bietet ihm zugleich eine größere Garantie vor Rückfällen. Ein weiterer Vorteil liegt darin, daß die nicht ganz harmlosen
Nebenwirkungen der blutgerinnungshemmen-
den Medikamente wegfallen und zugleich alle
ernährungsbedingten Zivilisationskrankheiten,
die häufig mit Arteriosklerose gemeinsam auftreten, verhütet bzw. günstig beeinflußt werden.

Zur Diagnose des Herzinfarktes

Vielleicht ist im Zeitalter des Herzinfarktes der Hinweis notwendig, daß nicht jeder Schmerz in der Herzgegend ein Herzinfarkt ist. Zur Unterscheidung stehen heute ausreichend exakte klinische Untersuchungsmethoden zur Verfügung.

Das Heimtückische an dem Geschehen, das zum Herzinfarkt führt, liegt darin, daß keine vorherigen Warnsymptome vorhanden zu sein brauchen. Alle Formveränderungen der Organe (meist als „organische" Krankheit bezeichnet) sind durch Schmerzlosigkeit gekennzeichnet; dazu gehört auch die Arteriosklerose. Erst wenn es zu Funktionsstörungen kommt, treten Beschwerden auf. Ein klassisches Beispiel dafür ist der Herzinfarkt. Es kann sein, daß heute bei einer Untersuchung mit allen modernen klinischen Methoden die Herzkranzgefäße in Ordnung befunden werden und es trotzdem am nächsten Tag zu einem lebensbedrohlichen Herzinfarkt kommen kann. Der Tod aus scheinbar voller Gesundheit in relativ jungen Jahren ist heute keine Seltenheit. Diese tragischen Ereignisse, die die Umgebung vor ein Rätsel stellen, sind mühelos erklärbar, wenn man die Vergangenheit des Patienten nach obigen Gesichtspunkten überprüft. Der Wissende hätte die

Möglichkeit eines solchen Ereignisses voraussehen können; angesichts der fehlenden Beschwerden und der scheinbar vollen Gesundheit hätte er aber tauben Ohren gepredigt. Man bedenke, daß es sich bei den anatomischen Veränderungen in dem Herzkranzgefäß um Größenordnungen handelt, die sich in Millimeterbereichen bewegen. Kleine Veränderungen, große Wirkungen! Man kann aber nicht sagen „kleine Ursachen, große Wirkungen", da es sich bei den über Jahrzehnte hinziehenden Ursachen der falschen Lebensführung nicht um „kleine Ursachen" handelt.

Was tut man nach dem Infarkt?

Die Nachbehandlung nach dem Abklingen der akuten Erscheinungen des Herzinfarktes deckt sich mit dem, was zur Verhütung nötig gewesen wäre. Strengste Einhaltung der vollwertigen Heilkost ist selbstverständlich, ebenso absolute Enthaltung vom Rauchen. In schweren Fällen bringt eine mehrwöchige Frischkostbehandlung rasche Rückbildung der Schäden und schnellere Besserung des Allgemeinbefindens; anschließend Übergang auf die vollwertige Heilkost. So schwer es ist, einen Raucher von seiner Zigarette wegzubekommen, so leicht ist es, einen Kranken, der das dramatische Erlebnis eines richtigen Infarktes durchgemacht hat, vom Rauchen abzuhalten. Ein Verbot ist so gut wie nie mehr nötig, da der Eindruck des Erlebnisses so nachhaltig ist, daß der Kranke ohne ärztliche Hinweise das Rauchen schon von selbst aufgegeben hat. Darin liegt ein weiterer Beweis, daß das Abgewöhnen des Rauchens mit dem Willen nichts zu tun hat, sondern eine Sache der mehr oder weniger tiefgreifenden Erkenntnis ist.

Auch eine zusätzliche physikalische Behandlung mit Teilbädern, Waschungen, Güssen usw. und die arzneiliche Behandlung gehört in ärztliche Hand und muß den jeweiligen Besonderheiten angepaßt werden.

Kreislaufstörungen

Das Schlagwort „Kreislaufstörungen"

Hinter dem Wort „Kreislaufstörungen" verbergen sich die verschiedenartigsten Krankheiten. Es ist zu einem typischen Schlagwort unserer Zeit geworden, das – wie alle Sammelbegriffe – die Möglichkeit schafft, sich an dem Kern der Sache vorbeizudrücken. Es kann in der Sprechstunde vorkommen, daß 10 Kranke hintereinander angeben, an Kreislaufstörungen zu leiden. Läßt man sich aber die Klagen im einzelnen erzählen, so ergibt sich eine ganze Skala verschiedenartigster Beschwerden. Es wird über kalte Füße, Herzklopfen, feuchte Hände, abgestorbene Finger, Kopfschmerzen, Flimmern vor den Augen, Druck in der Herzgegend, Schlappheit, leichte Ermüdbarkeit, Druck am Hals, Angstzustände, Beklemmungsgefühle, Schwindel u. a. m. geklagt. Erkundigt man sich, weshalb der Kranke seine Beschwerden als Kreislaufstörungen bezeichnet, so wird als Begründung häufig der Blutdruck angeführt, der zu niedrig oder zu hoch sei. Der Kranke nimmt an, daß „die Ursache" aller Beschwerden der Blutdruck sei, und „Blutdruck" ist für viele dasselbe wie „Kreislauf". Um Klarheit in diese verworrenen Vorstellungen zu bringen, zunächst einige Worte über den Blutdruck.

Die Überbewertung des Blutdruckbefundes

Der veränderte Blutdruck, ob zu hoch oder zu niedrig, der so gerne als Ursache der Beschwerden angegeben wird, kann natürlich niemals die Ursache sein. Denn er ist selbst ein Symptom, genauso wie die anderen Krankheitserscheinungen auch; nur ist er ein objektives Symptom, das der Arzt feststellt, während das Herzklopfen oder die Beklemmung subjektive Symptome sind, die der Kranke selbst empfindet, die aber der Arzt nicht feststellen kann. Es ist jedoch nicht so, daß dasjenige Symptom, welches der Arzt feststellt, die Ursache derjenigen Symptome ist, die der Kranke empfindet. Die eigentlichen Ursachen sowohl der subjektiven Beschwerden wie der objektiven Befunde, z. B. des veränderten Herzens, liegen immer außerhalb des Menschen, in körperlichen oder seelischen Belastungen, in Ernährungsfehlern, in Genußmitteln, in schädlichen Einflüssen giftiger Stoffe, die durch Nahrungsmittel, durch das

Wasser, die Luft oder als Medikament dem Körper zugeführt werden.

Das vergrößerte Herz oder der hohe Blutdruck sind also niemals die Ursachen der Krankheit, sondern selbst Krankheitserscheinungen. Zuerst ist daher die Krankheit festzustellen und dann deren Ursache zu suchen. Um es an einem Beispiel klarzumachen: Wenn jemand ohnmächtig wird und ein sehr blasses Gesicht hat, so wird doch jeder begreifen, daß die Blutleere des Gesichtes nicht die Ursache der Ohnmacht ist, sondern ebenfalls ein Symptom, an dem die Regulationsstörung, die sich u. a. als Ohnmacht äußert, erkennbar ist. Wenn nun bei der Ohnmacht außer der Gesichtsblässe sich auch ein niedriger Blutdruck findet, so ist auch dieser niedrige Blutdruck nicht die *Ursache* der Ohnmacht, sondern genauso ein Symptom wie das blasse Gesicht, an dem der augenblickliche Krankheitszustand erkennbar ist. Auch die Ohnmacht ist nicht Ursache, sondern ebenfalls Symptom einer dahintersteckenden Krankheit. Diese wäre erst zu suchen. Sie könnte z. B. eine Hirngeschwulst sein; dann wäre die Ursache der Hirngeschwulst zu suchen, was in den Problemkreis der Geschwulstursachen überhaupt ausmünden würde. Wenn die Ursache einer Krankheitsgruppe, z. B. der Geschwülste, noch nicht endgültig geklärt wäre, so besagt dies nicht, daß keine Ursachen vorhanden sind oder daß sie nicht eines Tages gefunden werden. Die Ohnmacht könnte aber auch das Symptom einer Regulationsstörung im vegetativen Nervensystem sein. Dann wären die Ursachen dieser Regulationsstörung zu suchen. Oder sie könnte das Symptom einer Epilepsie sein; wiederum wäre es unsere Aufgabe, deren Ursache zu suchen, und so fort.

Es wird wohl jedem begreiflich sein, daß wir bei dieser Suche nach Ursachen niemals auf Blutdruckveränderungen stoßen werden, sondern vielleicht auf heimlich eingenommene Medikamente, um schlanker zu werden, auf den Genuß zuviel schwarzen Tees, auf ungelöste sexuelle Probleme oder dergleichen.

An diesen Beispielen sollte lediglich deutlich gemacht werden, was uns alles entgangen wäre, wenn wir den niedrigen Blutdruck als „Ursache" und die Ohnmacht als „Krankheit" angesehen hätten. Wir wären nicht bis zur Krankheit vorgedrungen, noch weniger bis zu ihrer eigentlichen Ursache. Die Folge wäre gewesen, daß wir am Blutdruck als vermeintlicher Ursache herumgedoktert hätten; der Patient wäre der eigentlichen Hilfe verlustig gegangen und hätte darum auch keine Heilung zu erwarten.

Der Begriff Kreislaufstörungen ist allmählich zu einem Modewort, einem Allgemeinplatz, geworden. Er birgt zwei Gefahren in sich: Erstens verleitet er dazu, sich mit nichtssagenden, unverbindlichen Vorstellungen zu begnügen, und zweitens macht er den Blutdruck, der ein besonders leicht nachweisbares Symptom in der Kreislaufdiagnostik ist, zum Zentrum der Krankheit.

Ist mein Blutdruck normal?

Zur Beurteilung, ob der Blutdruck zu hoch oder zu niedrig ist, müßte man natürlich zuerst einmal wissen, wie hoch die Werte normalerweise sind. Aber hier fängt die Schwierigkeit schon an. Genauso wie der Puls nicht immer gleich hoch sein darf, sondern sich den jeweiligen Anforderungen anpassen muß, genauso muß auch der Blutdruck steigen und fallen, je nach dem, welche Anforderungen an das Herz und den Blutumlauf gestellt werden. Wenn ein gesunder Mensch im Bett liegt, muß er selbstverständlich einen anderen Blutdruck haben als nach Treppensteigen oder einem Dauerlauf; der Blutdruck wird auch anders sein, je nach dem, ob der Mensch sich in Spannung oder Entspannung befindet. Die Gemütslage wird sich nicht bei jedem gleich auswirken; in seelischer Anspannung kann bei dem einen der Druck beträchtlich steigen, während sich beim anderen die Spannung nicht am Blutdruck äußert, sondern an einem anderen Organsystem. So genügt bei dem einen Patienten allein schon die Erwartung beim Arzt, um den Blutdruck zu verändern. Daraus geht hervor, daß eine einmalige Blutdruckmessung zur Beurteilung nicht genügt; sie kann sogar zu erheblichen Fehlurteilen führen.

Blutdruck und Konstitution

Für die Beurteilung des Blutdrucks ist noch ein zweites Moment von großer Wichtigkeit: der Menschentyp. Wir lernten in Band 2* den Sympathikotoniker und den Vagotoniker kennen. Der gesunde Sympathikotoniker liegt normalerweise mit seinen Blutdruckwerten immer etwas höher als der Vagotoniker. Für diesen sind Werte von 100/70 noch absolut normal, wie andererseits beim Sympathikotoniker noch Ruhewerte von 140/90 normal sind. Werden diese verschiedenen Typen nicht berücksichtigt, kommt es zu erheblichen Fehlurteilen. So gibt es

---

* Lebensbedingte Krankheiten, E. M. U.-Verlag, Lahnstein.

108

nicht wenige Vagotoniker, die ständig wegen ihres *normalen* Blutdrucks, der irrtümlich als zu niedrig angesehen wird, in Behandlung sind, und bei denen alle möglichen anderen Symptome auf diesen zu niedrigen Blutdruck zurückgeführt werden. Da für diese Menschen der niedrige Druck normal ist und der Kreislauf und das Herz auf diese Verhältnisse eingestellt sind, bedeutet jeder Versuch, den Blutdruck durch Medikamente künstlich hochzudrücken, einen Eingriff in die Kreislaufregulierung, die für den Kranken nur Nachteile bringt. Dieser Versuch ist aber aus einem anderen Grunde noch zudem erfolglos.

Das Fassungsvermögen der Blutgefäße ist konstant

Nehmen wir an, ein bestimmter Mensch habe 5 l Blut. Dann muß das Gefäßsystem so beschaffen sein, daß es gerade diese 5 l Blut faßt. Das Fassungsvermögen aller Blutgefäße zusammen beträgt dann also genau 5 l. Gäbe es nun ein Arzneimittel, das imstande wäre, die Blutgefäße, deren Lichte erweiterungs- und verengerungsfähig ist, insgesamt zu erweitern, so stünden für das größer gewordene 6-Liter-Gefäß nur

5 l Blut zur Verfügung. Es würde ein leerer Raum im Gefäßsystem entstehen. Der Blutumlauf wäre unmöglich, das Herz und die Gefäße würden leer schlagen, und sofortiger Tod wäre die Folge. Auch der umgekehrte Fall ist nicht denkbar, daß es möglich wäre, alle Gefäße gleichzeitig zu verengern. Es würde plötzlich für die 5 l Blut nur ein Gefäß von 4 l Fassungsvermögen zur Verfügung stehen. Zwar könnte durch Senkung bzw. Steigerung des Drucks und durch Einströmen von Gewebsflüssigkeit in die Blutbahn bzw. durch Abströmen von Blutflüssigkeit ins Gewebe ein gewisser Ausgleich erzielt werden, aber so plötzlich und in so großem Maße sind solche Ausgleiche nicht möglich.

Jeder Eingriff in den Kreislauf durch gefäßaktive Stoffe löst nachteilige Reaktionen aus

Schon aus den eben angestellten Überlegungen läßt sich der Schluß ableiten, daß die Verhältnisse anders liegen müssen als gemeinhin angenommen, d. h., daß es keine Methode gibt, um alle Gefäße gleichzeitig zu erweitern bzw. zu verengern. Tatsächlich verhält es sich so, daß ein Mittel, z. B. *Bohnenkaffee* oder *schwarzer Tee,* nur *ein* bestimmtes Gefäßgebiet zur Erweiterung bringt, wobei *ein* Gefäßgebiet um soviel verengt wird, wie ein anderes gleichzeitig erweitert wird. Auf diese Weise bleibt das Fassungsvermögen aller Blutgefäße insgesamt unverändert. Den niedrigen Blutdruck durch gefäßverengende Mittel steigern zu wollen, bedeutet daher lediglich einen Eingriff in die Regulationsmechanismen, wobei die Gefäßspannungen anders verteilt werden.

Aber noch aus einem anderen Grunde kann ein solcher Eingriff keine dauernde Änderung des Blutdruckes zustandebringen. Jeder Eingriff in das Kreislaufsystem bedeutet einen Reiz, und jeder Reiz löst Reaktionen aus. Auf einen gefäßerweiternden Reiz leitet der Organismus entgegenwirkende, also gefäßverengende Maßnahmen ein. Wird ein Glied durch äußere Einwirkung, z. B. durch Übergießen mit kaltem Wasser, kurz abgekühlt, so kommt es als Reaktion anschließend zu vermehrter Wärmebildung, d. h. auf die anfängliche Gefäßverengung durch Kälte kommt als Reaktion eine Erweiterung zustande, die zur Erwärmung des Gliedes führt.

Kreislaufstörungen sind Störungen der Regulationsmechanismen im vegetativen System

So wie es nicht statthaft ist, den Kreislauf als Ganzes mit einer leicht meßbaren Teilgröße, nämlich dem Blutdruck, gleichzusetzen, so sind auch beide nicht durch starre Größen festlegbar. Denn alles ist ständig im Fluß; nur eine immerwährende Anpassung an die dauernd wechselnden Verhältnisse der Umwelt ermöglicht überhaupt das Leben. Höchst komplizierte Regulationsmechanismen sind zur Erfüllung dieser Aufgaben nötig, von denen nur ein kleiner Teil als Beispiel eben erwähnt wurde.

Das Organ, das diese wichtigen Aufgaben durchführt, ist das vegetative System, worüber in Band 2 ausführlich berichtet ist. Man kann deshalb Kreislaufstörungen als Störungen der Regulationsmechanismen des vegetativen Systems betrachten. Es sind sowohl Störungen in den Funktionen der einzelnen Organe, in diesem Fall besonders der Blutgefäße, wie auch Störungen im Zusammenspiel der einzelnen Organe und Funktionsbereiche untereinander; die Reize, die uns von außen als Sinnesreize in Form von Wärme, Kälte, Gerüchen, Geschmäcken, Berührung, Bildern und Worten treffen, lösen fehlerhafte Reaktionen aus.

Die Ausgangslage ist entscheidend

Schließlich ist zu berücksichtigen, daß bei allen Reaktionen der Gefäße auf irgendwelche Reize die Ausgangslage von wesentlicher Bedeutung ist. So kann ein und derselbe Reiz an einem Gefäß genau gegenteilige Wirkungen hervorrufen, je nach dem, ob der Reiz auf ein enges oder ein weites Gefäß trifft; im einen Fall kann der Reiz erweiternd, im andern verengend wirken.

Nicht am Blutdruck herumdoktern!

Werden alle diese Zusammenhänge gesehen, dann erscheint sowohl der niedrige wie der erhöhte Blutdruck in anderem Licht. Beide sind nur Symptome und Teilerscheinungen im Rahmen eines krankhaften Geschehens. Ihre nur symptomatische Behandlung entbehrt des tieferen Sinns und bleibt in Bezug auf die Grundkrankheit erfolglos. Ganz besonders gilt dies für den angeblich zu niedrigen Blutdruck, der oft, besonders bei Vagotonikern, nichts anderes bedeutet als eine sinnvolle Schutzreaktion gegen eine Überlastung. Denn je höher der Blutdruck, um so mehr Herzarbeit ist nötig, um das Blut durch die verengte Strombahn zu pressen. Ein niedriger Blutdruck bedeutet eine gewisse Herz-schonung. Natürlich kann bei einer plötzlichen Leistungsschwäche des Herzens und beim Versagen der Kreislaufregulationsmechanismen im Kollapszustand der Blutdruck vorübergehend auf zu niedrige Werte absinken; aber dabei handelt es sich nur um kurzfristige Versagenszu-stände. Und auch dann hat es keinen Zweck, den Blutdruck zu behandeln, sondern es sind Maß-nahmen gegen die Herzerkrankung bzw. die versagenden Regulationen nötig. Daß eine Lei-stungsschwäche des Herzens nicht notgedrun-gen zu niedrigem Blutdruck führt, ist an den zahlreichen Kranken mit jahrelang bestehendem hohem Blutdruck zu erkennen, der noch eine vermehrte Herzbelastung bedeutet. Damit soll nur gesagt sein, daß es nicht erlaubt ist, jeden niedrigen Blutdruck als Zeichen einer Herz-schwäche anzusehen, wie es leider häufig ge-schieht. Aber selbst dann, wenn der niedrige Blutdruck das Zeichen einer Herzschwäche wäre, wäre es verkehrt, den Blutdruck durch Bohnenkaffee oder gefäßaktive Medikamente erhöhen zu wollen, da dann das Herz ja noch mehr belastet würde. Man kann das Problem um den niedrigen Blutdruck betrachten, von wel-cher Seite man auch will: Das Bestreben, isoliert den Blutdruck ändern zu wollen, ist immer verkehrt. Nur die ursächliche Behandlung der dahintersteckenden Krankheit ist sinnvoll, falls es sich bei niedrigem Blutdruck überhaupt um das Zeichen eines krankhaften Geschehens handelt.

Keine Angst vor niedrigem Blutdruck!

Es gibt noch einen anderen Grund, weshalb ein normaler Druck als zu niedrig angesehen wird. Man hört immer wieder, normalerweise müsse der Blutdruck mit fortschreitendem Alter höher werden. Dies ist ein grundlegender Irrtum, der dadurch zustandekommt, daß als Zeichen der Zivilisationsschäden tatsächlich bei vielen Menschen mit zunehmendem Alter der Blutdruck steigt. Aber dieser Vorgang ist nicht „normal"; die zivilisierten Menschen haben sich so daran gewöhnt, im Alter Schäden zu bekommen, daß sie dies schon als normal bezeichnen. Es ist zwar die Regel, daß zivilisierte Menschen mit 70 Jahren nur noch wenige eigene gesunde Zähne haben. Man dürfte diesen Zustand höchstens als üblich, nicht aber als normal bezeichnen; sonst wäre jeder krank, der mit 70 Jahren noch seine eigenen Zähne hätte. Sie müßten dann folgerichtig herausgezogen werden, wenn es normal wäre, daß man mit 70 Jahren keine Zähne mehr haben dürfte. Genauso falsch ist auch die Regel, daß man mit 70 Jahren einen systolischen Blutdruck von 170 haben müßte und mit 60 Jahren einen solchen von 160. Wenn nun jemand mit 60 Jahren noch einen Blutdruck von 120 hat, so leitet er aus dieser Regel den falschen Schluß ab, daß sein Druck zu niedrig sei.

Das Verhältnis des systolischen Drucks zum diastolischen ist wichtiger als die Höhe beider Werte

Schließlich muß man zur richtigen Beurteilung des Blutdrucks noch wissen, was die beiden Zahlen bedeuten, die bei jeder Messung angegeben werden. Der obere Wert gibt den Druck an, der im Gefäß in dem Augenblick herrscht, in dem sich das Herz zusammenzieht; er wird der systolische Druck genannt. Der untere Wert zeigt den Druck im Augenblick der Herzerschlaffung, der Diastole an; er heißt diastolischer Druck. Wichtiger noch als die absolute Höhe der beiden Werte ist ihr Verhältnis zueinander. Der Abstand wird als Amplitude bezeichnet. Als grobe Regel kann gelten, daß bei erhöhtem Druck der diastolische Wert ungefähr die Hälfte des systolischen ausmachen soll. Dies ist ein Zeichen dafür, daß die Herzkraft ausreicht, um die erhöhte Gefäßspannung überwinden zu können, und daß die Kreislaufverhältnisse einigermaßen im Gleichgewicht sind. So ist ein Blutdruck von 200/100 ein günstigeres Zeichen als etwa ein Blutdruck von 180/120. Noch schlechter wäre ein Druck von 170/130 oder gar von 160/140. Dies wäre ein Zeichen nachlassender Herzkraft bzw. beginnenden Kreislaufversagens bei stark verengten und starren Gefäßen, wie sie meistens bei Nierenerkrankungen vorkommen.

Je geringer die Amplitude, d.h. der Unterschied zwischen dem oberen und unteren Druck ist, um so ungünstiger liegen die Kreislaufverhältnisse. So ist z.B. bei hohem systolischen und niedrigem diastolischen Druck kein Schlaganfall zu befürchten; sinkt aber der obere Druck, worüber in Unkenntnis der Verhältnisse viele erfreut sind, während der untere Druck hoch bleibt oder sogar steigt, besteht gegebenenfalls die Gefahr eines Schlaganfalls. Umgekehrt zeigt sich die Besserung der Kreislaufverhältnisse bzw. der Erfolg einer Behandlung am einfachsten daran, daß der Abstand zwischen dem systolischen und diastolischen Druck größer wird. Der Anstieg des oberen Druckes ist dann immer ein gutes Zeichen dafür, daß die Herzkraft steigt und die

Kreislaufverhältnisse sich regulieren. Aus dem Dargestellten geht auch hervor, daß ein erhöhter Blutdruck selbst über lange Zeit ohne wesentliche Krankheitserscheinungen bestehen kann. Diese treten erst auf, wenn die Regulation aus dem Gleichgewicht kommt; man nennt diesen Zustand dekompensiert. Er ist u. a. an den geschilderten Druckverhältnissen zu erkennen. Selbstverständlich gibt es bei bestimmten Erkrankungen auch Ausnahmen im Verhalten der Druckwerte, z. B. bei Herzklappenfehlern. Aber da es zum Verständnis der Kreislauferkrankungen mehr auf das Grundsätzliche ankommt, kann das Dargestellte eine wichtige Hilfe bedeuten.

Die Ursachen liegen in den vielfältigen Lebensbereichen

Als Ursachen für Kreislaufstörungen kommen sämtliche Einflüsse, die auf den Menschen einwirken und zu Störungen der Regulationsmechanismen des vegetativen Systems führen können, in Frage. Daraus ergibt sich, daß auch in der *Behandlung* diese vielseitigen Faktoren berücksichtigt werden müssen.

Bei der Vielseitigkeit der Belastungen, die das

Leben bringt, kann an dieser Stelle nicht auf alle Möglichkeiten eingegangen werden. Dies ist auch nicht nötig, da es Aufgabe des Arztes ist, gemeinsam mit dem Kranken die Ursache aufzudecken und Wege zu ihrer Abhilfe zu finden. Eine Reihe von Problemen, die hier von Bedeutung sind, wird in Band 2 bei den lebensbedingten Krankheiten besprochen.

Lebensbedingt: Überziehung des Leistungskontos

Eine der häufigsten Ursachen des hohen Blutdrucks ist die Überziehung des Leistungskontos, d.h. der Umstand, daß der Mensch mehr leistet, als er seinen Fähigkeiten und seiner Anlage gemäß leisten kann. Das Wesentliche dabei ist aber, daß hinter dieser Verhaltensweise eine bestimmte geistige Haltung steht. Es sind nicht so sehr die Verhältnisse, die scheinbar übermäßige Leistungen erfordern, sondern es ist die Vorstellung des Überforderten, daß „man" dies von ihm erwarte. Unbewußt wird das nur vermeintliche Urteil anderer Menschen zum Maßstab dafür gemacht, was geleistet werden muß, und nicht, was allein richtig wäre, die tatsächliche Leistungsfähigkeit. Es ist für den Arzt mühsamer, solche Menschen zu neuen Erkenntnissen zu führen, die es ihnen ermöglichen, sich den gegebenen Lebensverhältnissen gegenüber anders zu verhalten, als z. B. eine schwere Operation durchzuführen.

Ernährungsbedingt: Vitalstoffarme Ernährung

Vitalstoffarme Ernährung spielt eine ebenfalls nicht unwesentliche Rolle bei manchen Regulationsstörungen im Kreislauf. Hier bestehen fließende Übergänge zu den Gefäßerkrankungen der Arteriosklerose (s. dort). Auch bei den Erkrankungen, die mit erhöhtem Blutdruck einhergehen, bewährt sich die Einteilung in ernährungsbedingte und spannungsbedingte. Sie sind natürlich häufig kombiniert. Die einzelnen Komponenten lassen sich, wenn die Erkrankung nicht zu veraltet ist, nicht nur an der Vorgeschichte erkennen, sondern oft indirekt an dem Erfolg der eingeschlagenen Behandlung.

Zur Ernährungsbehandlung

In einer groben Faustregel kann man sagen, daß alle Fälle erhöhten Blutdrucks, die auf eine vollwertige Heilkost, wie sie ab Seite 59 beschrieben ist, in kurzer Zeit nicht einen deutlichen Druckabfall zeigen, dafür sprechen, daß sie vorwiegend spannungsbedingt sind. Es ist selbstverständlich, daß bei völlig starren Gefäßen im Endstadium einer ernährungsbedingten Arteriosklerose auch eine richtige Ernährungsbehandlung keinen Heilerfolg mehr bringt, da dann die Behandlung zu spät einsetzt. Und doch läßt sich selbst bei veralteten und hartnäckigen Fällen ernährungsbedingter Formen der Blutdruckerhöhung durch reine Frischkost oft noch erhebliche Linderung erzielen. In der Dauerbehandlung ist neben den Grundsätzen der Vollwertkost ein hoher Anteil von Frischkost, starke Einschränkung des Kochsalzes und möglichst wenig tierisches Eiweiß vorteilhaft.

Die Rolle des Kochsalzes

Bei der Besprechung der Ernährung zur Verhütung von Gefäßerkrankungen (siehe Seite 64) wurde auf die *Einschränkung des Kochsalzes,* die in jedem Falle vorteilhaft ist, nicht besonders hingewiesen, weil der Anteil des rohen Obstes, der Frischkost und des Frischkornbreis schon ein Drittel der gesamten Nahrung ausmachen soll; dadurch ist der Kochsalzanteil der Gesamtnahrung im Vergleich zur üblichen Kost schon erheblich verringert. Bei schweren Krankheitsformen aller Art ist eine Erhöhung des Frischkostanteils immer zu raten; in besonderem Maße gilt dies bei Erkrankungen, die mit erhöhtem Blutdruck einhergehen, wodurch gleichzeitig auch die Salzfrage gelöst ist. Auf den besonderen Wert reiner Frischkost wurde schon hingewiesen; der Erfolg beruht aber nicht nur auf ihrer völligen Kochsalzfreiheit, sondern auf dem spezifischen Heileffekt des rohen Gemüses und Obstes.

In Bezug auf die Salzfrage ist auch der Hinweis wichtig, daß das *Meersalz,* das sonst vorteilhaft anstelle des reinen Kochsalzes verwendet werden kann, ebenfalls zum größten Teil aus Kochsalz besteht. Der Unterschied besteht nur darin, daß es außerdem noch andere wichtige Mineralstoffe in günstigem Verhältnis enthält. Bei salzarmer Kost ist daher das Meersalz genauso sparsam zu verwenden wie das Kochsalz.

Auch die beim erhöhten Blutdruck gebotene Einschränkung von *Fleisch* und *Wurst* bringt ebenfalls gleichzeitig eine Kochsalzbeschränkung mit sich. Es sei extra erwähnt, daß die

Verwendung von *Gewürzen* aller Art, auch von Pfeffer und Paprika, erlaubt, wenn nicht gar erwünscht ist.

Einschränkung des Fabrikzuckers

Daß alle Kostformen, die Vollkornbrote und Frischkost enthalten, automatisch die *Einschränkung des Fabrikzuckers* erfordern, wurde oft genug betont (Band 1: Unsere Nahrung – unser Schicksal). Die Beachtung dieser Regel gilt bei der Blutdruckerhöhung ebenfalls, nicht nur wegen der nachteiligen Wirkung des Fabrikzuckers bei der Arteriosklerose, sondern auch deshalb, weil es sich bei den Menschen mit erhöhtem Druck meist um ältere Personen handelt, die auch gleichzeitig Träger anderer ernährungsbedingter Zivilisationskrankheiten sind und zu einem großen Teil auch bereits Schädigungen und Empfindlichkeiten ihrer Verdauungsorgane aufweisen. Die Durchführung der frischkostreichen Ernährung wäre in diesen Fällen in Frage gestellt, wenn der Fabrikzucker, das gekochte und eingemachte Obst und Säfte aller Art nicht gleichzeitig gemieden würden. (Einzelheiten der Ernährung siehe Band 7 der Buchreihe: Leber-,

Galle-, Magen-, Darm- und Bauchspeicheldrü-
senerkrankungen.*

Kaffee, schwarzer Tee und gefäßaktive Medikamente nachteilig

Die Unzweckmäßigkeit blutdruckerhöhender
Medikamente bei niedrigem Druck wurde schon
ausführlich begründet. Ganz besonders ist vor
dem üblichen Ratschlag zu warnen, in diesen
Fällen Bohnenkaffee** oder schwarzen Tee zu
trinken. Weshalb diese Getränke nur Nachteile
bringen, wurde oben darzustellen versucht.
Demgegenüber ist allgemein bekannt, daß diese
gefäßaktiven Stoffe bei hohem Blutdruck nachteilig wirken. Vielleicht haben daraus manche
den falschen Schluß gezogen, daß diese Genuß-
mittel bei niedrigem Druck gut sein müßten,
wenn sie bei hohem Druck schadeten. Da aber
alle gefäßaktiven Stoffe störend in die Kreislauf-
regulierungen eingreifen, haben sie nur nachteilige Wirkungen. Dies gilt leider auch für die
vielen Medikamente, die eine künstliche Blut-

* E. M. U.-Verlag, 5420 Lahnstein.
** Bruker-Kleinschrift: »Vom Kaffee und seinen Wirkungen«,
E. M. U.-Verlag, 5420 Lahnstein.

drucksteigerung oder -senkung bewirken. Sie wirken nur vorübergehend, haben keinerlei Einfluß auf die Grundkrankheit, greifen störend in die Regulationsmechanismen ein, berücksichtigen die Ursachen nicht, wirken also nur symptomatisch und verhüten schließlich dadurch indirekt die Durchführung einer Heilbehandlung.

Biologische Arzneibehandlung

Neben einer Heilbehandlung im obigen Sinne, die die Ursachen berücksichtigt, kommen zusätzlich auch biologische Arzneimittel in Frage. Sie haben aber nur unterstützende Wirkung und können eine ursächliche Behandlungsweise nicht ersetzen. Auch in diesen Fällen ist die homöopathische Arzneibehandlung besonders geeignet, da sie auch die persönlichen Eigentümlichkeiten einzubeziehen vermag und nicht symptomatisch, sondern heilend wirkt. Sie erfordert großes Wissen und bedeutet in der Hand eines darin erfahrenen Arztes eine unentbehrliche Hilfe.

Die beste Hydrotherapie ist die Kneipp'sche Behandlung

Die Kreislaufstörungen sind die Domäne der *Kneipp'schen Behandlung.* Es gibt unter den hydrotherapeutischen Maßnahmen kein besseres und anpassungsfähigeres System des Kreislauftrainings als die individuell dosierbaren Kneipp'schen Wasseranwendungen. Die Verordnungen sind von Fall zu Fall zu treffen. Ein besonderer Hinweis sind die kalten Füße als Sonderform einer häufigen Durchblutungsstörung, die viele Erkrankungen begleitet. Immer wiederkehrende Katarrhe der oberen Luftwege und zu Rückfällen neigende Blasenkatarrhe der Frau haben wenig Aussicht auf endgültige Beseitigung, solange der chronische Kaltfluß sie begleitet. Es liegen auch interessante Untersuchungsergebnisse über Zusammenhänge zwischen der Durchblutung der Unterschenkel und der Absonderung des Magensaftes vor. Bei kalten Füßen läßt sich auch eine schlechtere Durchblutung der Magenschleimhaut mit den Folgen chronischer Gastrose und Geschwürbildung (s. Band 7 der Buchreihe) nachweisen. Mancher Magenkranke kennt aus eigener Erfahrung den Zusammenhang zwischen seinen Beschwerden und kalten Füßen.

Hier sind anfangs *Kneipp'sche Wechselunter-schenkelbäder* das Mittel der Wahl: 39 bis 41 Grad (individuell zu variieren) 10 Minuten, danach 10 Sekunden so kalt wie möglich; zweimal wechseln.

Später ist es empfehlenswert, auf Kneipp'sche Güsse überzugehen. Da diese mit kaltem Wasser ausgeführt werden, muß der Körper unbedingt vorher warm sein. Falls die Unterschenkel und Füße kalt sind, muß vor dem Guß für Vorwärmung gesorgt werden. Dies erreicht man entweder durch ein heißes Unterschenkelbad, wie beim Wechselunterschenkelbad angegeben, oder durch aktive Bewegung (Spaziergang, Turnen, Laufen, Radfahren usw.). Auch bei der Vornahme des Kneipp-Gusses vom warmen Bett aus ist die Voraussetzung erfüllt. Bei warmen Füßen ist eine Vorwärmung nicht nötig.

Der Guß selbst wird mit naturkaltem Wasser ausgeführt. Am besten verwendet man dazu einen Schlauch von 2 cm lichter Weite und 1½–2 Meter Länge, der an die Wasserleitung angeschlossen wird. Der Schlauch soll nicht zu eng sein, damit der Gießstrahl nicht zu scharf wird. Hält man den Schlauch senkrecht nach oben, so soll der Strahl etwa handbreit übersprudeln; dann hat er die richtige Stärke. Als Notbehelf kann auch eine Gießkanne verwendet werden.

Beim *Knieguß* wird der drucklose Strahl langsam und ruhig in einem Abstand von höchstens
10 cm von der Haut, am Außenrand des Fußes
beginnend, über den Unterschenkel bis ober-
halb des Knies geführt; der Schlauch wird dabei
mit der Mündung nach unten so gehalten, daß
der begossene Körperteil mantelförmig umspült
wird.

Wird der Guß weiter über die Oberschenkel
zur Hüfte geführt, so spricht man vom *Schenkelguß*. Er wirkt intensiver als der Knieguß.

Der *Armguß* hat eine hervorragende kreislaufregulierende Wirkung; er eignet sich besonders bei gleichzeitigen Herzstörungen. Beim
Armguß gelten dieselben Regeln wie beim Knie-
und Schenkelguß; er reicht von den Händen
über die Arme bis zur Schulter.

Die Dauer des Gusses richtet sich nach der
Empfindlichkeit und Reaktionsfähigkeit des
Kranken; im Mittel beträgt sie etwa 1 Minute.
Nach dem Guß werden die begossenen Glied-
maßen nicht abgetrocknet; die Wassertropfen
werden mit den Händen abgestreift. Nur Füße
und Hände trocknet man ab.

Die richtige Reaktion ist an einer sanften, aber
deutlichen Rötung der Haut zu erkennen. Sub-
jektiv macht sich die bessere Durchblutung in
einem angenehmen Wärmegefühl bemerkbar.

Der anschließende Aufenthalt in einem warmen Raum sowie warme Bekleidung der begossenen Körperteile, vor allem der Füße, ein strammer Spaziergang oder der Aufenthalt im warmen Bett garantieren für eine gute und langanhaltende Wiedererwärmung.

Der Guß kann täglich ausgeführt werden.

Diese Maßnahmen sind, ähnlich wie bei sonstigem Training, über lange Zeit, möglichst das ganze Leben, durchzuführen. Wer sich mit kurzen Kneipp'schen Kaltmaßnahmen, dem besten Mittel zur Durchblutungsförderung, befreundet hat und ihre hervorragende Wirkung an sich selbst erlebt hat, wird sie gerne beibehalten. Um diese Maßnahmen kennenzulernen, sollte jeder Kreislaufkranke mindestens einmal in seinem Leben eine Kneippkur mitmachen, aber nicht, um nur während der begrenzten Kurzeit diese Behandlung an sich geschehen zu lassen, sondern um einen Teil des dort Gelernten für immer in seinen Tagesablauf einzuplanen. Dazu eignen sich besonders die morgendliche Kneipp'sche Waschung und der Knie- bzw. Schenkelguß. Sie kosten nicht viel Zeit und sind in jedem Haushalt, in dem sich eine Badewanne oder Waschküche befindet, durchführbar.

Vorteile der Kneipp-Behandlung gegenüber einer Badekur

Zur Erlernung dieser einfachen Maßnahmen ist natürlich nicht unbedingt eine Kneippkur in einem Kurort erforderlich; sie sind auch so leicht zu erlernen. In vielen Städten gibt es Kneippvereine, die gerne mit Rat und Tat zur Verfügung stehen. Leider begegne ich vielen Kranken, die eine Kneippkur mitgemacht haben, ihren Erfolg auch sehr loben, aber nicht auf den Gedanken kommen, die Maßnahmen, deren gute Wirkung sie erlebt haben, nun auch zu Hause fortzusetzen. Sie ziehen höchstens den Schluß daraus, die Kur mal zu wiederholen. In diesem Fall können sie fast ebensogut eine Badekur machen. Denn ein wesentlicher Unterschied der Kneippkur zur Badekur besteht auch darin, daß bei der Kneippkur Maßnahmen stattfinden, die zu Hause fortgesetzt werden können, während dies bei einer üblichen Badekur nicht möglich ist, da sie meist an besondere Kurmittel gebunden ist. Außerdem wäre die Fortsetzung von spezifischen Bädern (z. B. Moorbädern) über die Badezeit hinaus meist nicht zu empfehlen. Bei den Kneipp"schen Maßnahmen liegen diese Verhältnisse aber umgekehrt. Leider muß es auch offen ausgesprochen werden, daß die Ernährungsbehandlung in Kneippbädern heute vielfach noch zu wünschen übrigläßt, so daß Kranke, die außerdem an Krankheiten der Verdauungsorgane leiden, dort ihre Not haben und häufig deshalb auf eine Kneippkur verzichten. Daran ändert auch nichts, daß die übliche „Diät" für Magen-, Leber-, Galle-Kranke verabreicht wird, die süße Nachtische, Auszugsmehlprodukte und gekochtes Obst enthält und oft den Frischkostanteil, den Frischkornbrei und das rohe Obst vermissen läßt.

Angst vor Sauna unberechtigt

Auch die *Sauna* ist ein hervorragendes Kreislauftrainingsmittel. Aber gerade bei Erkrankungen der Gefäße und bei Störungen der Durchblutung wird sie leider zu wenig benützt. Alle Kreislauf-, Gefäß- und Herzkranke haben vor der Sauna eine große Angst, die völlig unberechtigt ist. Die falschen Vorstellungen über die Sauna rühren großenteils daher, daß sie eine Maßnahme ist, die erst nach dem zweiten Weltkrieg neu nach Deutschland kam, und über deren Wirkung „wissenschaftlich" noch wenig bekannt ist. Aus Gründen der Vorsicht wird sie deshalb vorläufig einfach allen Kranken verboten. Dieses Verbot besteht aber keinesfalls zu Recht, da es im Gegenteil kein besseres physikalisches Mittel gibt, gestörte Kreislaufregulationen und Gefäßerkrankungen günstig zu beeinflussen als die Sauna.

Ausgenommen sind selbstverständlich alle dekompensierten Erkrankungen des Herzens und des Kreislaufs und alle fieberhaften und sonstigen schweren Krankheiten. Ein Herzkranker z. B., der in Ruhe Atemnot hat, ein durch Krankheit geschwächter Mensch oder ein Gefäßkranker im Stadium wassersüchtiger Anschwellungen kann selbstverständlich nicht die Sauna besuchen. Diese Kranken sind aber auch den einfachsten körperlichen Anstrengungen anderer Art nicht gewachsen. Solchen Kranken würde man auch nie Badekuren oder große Spaziergänge zumuten.

Man kann als grobe Faustregel aufstellen, daß *jedermann in jedem* Alter und bei *jeder* Krankheit die Sauna anwenden kann, der imstande ist, ohne Beschwerden einen Gang von 5 km zu machen. Wer dazu imstande ist, hat auch soviel Anpassungsfähigkeit des Herzens und des Kreislaufs, daß er ohne geringste Gefahr die Sauna besuchen kann.

Die Hauptwirkung der Sauna ist eine Erweiterung der peripheren Gefäße, d. h. der Gefäße

der Körperoberfläche, der Haut und der Glied-
maßen. Dadurch erfahren die zentralen Gefäße,
vor allem das Herz, eine spürbare Entlastung.
Am deutlichsten ist dies an der Wirkung auf den
Blutdruck zu erkennen. Krankhaft erhöhter
Druck sinkt nach der Sauna meist ab, falls die
Gefäße überhaupt noch erweiterungsfähig sind.
Jahrelange systematische Messungen in unserem
Krankenhaus haben dies einwandfrei bestätigt.
Die kreislaufregulierende Wirkung der Sauna
zeigt sich auch daran, daß niedriger Blutdruck
ansteigt und erhöhter absinkt. Die Vorstellung,
daß die Sauna eine Belastung des Kreislaufs und
Herzens darstelle, ist also in jeder Hinsicht
falsch. Die Sauna bedeutet eine Entlastung. Deshalb ist für Kranke mit hohem Blutdruck –
dekompensierte Stadien immer ausgenommen –
die Sauna ganz besonders empfehlenswert.

Sauna auch bei hohem Blutdruck und für Herzkranke geeignet

Es ist bekannt, daß die meisten Kreislaufkranken keine heißen Bäder vertragen. Dies ist ein
weiterer Hinweis darauf, daß die Kneippanwen-
dungen, bei denen der kurze Kaltreiz das Be-
handlungsprinzip darstellt, bei diesen Kranken

besonders vorteilhaft ist. Die Empfehlung der Sauna scheint diesen Tatsachen zu widersprechen. Die Sauna ist aber in ihrem Wesen und in ihrer Wirkung keineswegs mit einem heißen Bad vergleichbar. Bereits ein Bad von 38 Grad kann für einen Kreislaufgestörten eine Wärmestauung bedeuten, die er nicht auszugleichen imstande ist. Demgegenüber kommt es bei der Sauna mit 80 Grad Lufttemperatur nicht zur Wärmestauung, so daß auch der Kranke, der keine Hitze verträgt und sich schon bei schwülem Wetter unwohl fühlt, die Sauna vertragen kann. Dies hängt u. a. damit zusammen, daß die Luft in der Sauna extrem trocken und genau das Gegenteil einer schwülen, mit Wasserdampf gesättigten Luft ist. Durch den Schwitzvorgang in der Sauna ist der Organismus imstande, über die entstehende Verdunstungskälte Wärme abzugeben, was in einem warmen oder gar heißen Bad nicht der Fall ist. Das wirksamste in der Sauna ist aber nicht der Schwitzvorgang – dieser könnte mit einem Schwitzbad oder einer Schwitzpackung genauso erreicht werden –, sondern die nachfolgende intensive kurze Anwendung kalten Wassers. Ein zweimaliger Wechsel bedeutet ein hervorragendes Training des Kreislaufs ohne Belastung. In diesem Sinne zählt die Sauna nicht zu den Heißanwendungen.

Das einzige Hindernis also, das der Anwendung der Sauna im Wege steht, ist die Angst, die durch falsche Vorstellungen aufgrund von mangelhaftem oder falschem Wissen entstanden ist. Es gehört deshalb mit zu den Aufgaben des Krankenhauses, dem Kranken das Erlebnis der Sauna zu vermitteln, damit er aufgrund persönlicher Erfahrung sich selbst überzeugen kann, wie unrichtig all das ist, was über die Sauna verbreitet wird. So ist das Problem der Sauna gar nicht so sehr ein medizinisches, sondern in erster Linie ein psychologisches. Sie bringt dem Herz- und Kreislaufkranken nicht nur den Gewinn, daß er durch diese Anwendung die Krankheit günstig beeinflußt, sondern auch den Vorteil, daß er das Vertrauen zu sich, das er durch lange Krankheit und ständige Verbote verloren hat, wiedergewinnt. Für einen Kranken mit erhöhtem Blutdruck, der jahrelang unter der Angst eines Schlaganfalls oder eines Herzinfarktes leidet, bedeutet es einen außerordentlichen seelischen Auftrieb, wenn er erlebt, daß er die Sauna hervorragend verträgt, es ihm zusehends besser geht und alle Befürchtungen gänzlich unberechtigt sind. Voraussetzung ist natürlich immer, daß er die infarktverhütende Heilkost und die übrigen Regeln gesunder Lebensführung einhält.

Der psychologische Wert der Sauna

Noch ein anderer, nicht zu unterschätzender Punkt, weshalb manche Menschen, vor allem der älteren Generation, vor der Sauna zurückschrecken, ist die Scheu, sich vor anderen Menschen, sogar gleichen Geschlechtes, nackt zu zeigen. Daß hier festsitzende Folgen einer Fehlerziehung und falscher Weltanschauungen vorliegen, ist im Band 2 der Buchreihe ausreichend erörtert. Durch den Akt, daß dieser Mensch sich überwindet, die Sauna über sich ergehen zu lassen, ist natürlich die Hemmung als Ausdruck der dahintersteckenden fehlerhaften Auffassung nicht beseitigt, aber das Erlebnis der Unbefangenheit anderer freier Menschen kann doch ein erheblicher Anstoß zur Überprüfung der eigenen Weltanschauung werden. Manches erste Saunabad hat es fertiggebracht, ein schon längst fälliges Gespräch über persönliche Fragen in Gang zu bringen. Manchmal genügt schon die geplante Verordnung, daß der Kranke mit seinen Ängsten und Hemmungen ankommt, wodurch manches sich klären kann, was sonst unausgesprochen und z. T. unbewußt geblieben wäre. So ist nach meinen langen Erfahrungen seit Kriegsende der psychologische Wert der Sauna mindestens so groß wie der somatische.

Sonnenbad nur unbekleidet

Fast dasselbe wäre auch über das *Sonnenbad* mit vollständig unbedecktem Körper zu sagen. Auch hier sind es gerade wieder die Kreislaufkranken und vegetativ Empfindlichen, die Angst vor der Sonne haben. Diese Angst ist auch insoweit berechtigt, als der Mensch sich mit Kleidern der Sonne aussetzt. Dabei kommt es zu Wärmestauungen, die allen Wärmeempfindlichen schlecht bekommen. Ganz andere Verhältnisse liegen vor, wenn der völlig unbedeckte Körper der Sonne ausgesetzt wird. Dann kann es bei vernünftiger Dosierung nicht zu Wärmestauungen kommen. Den Ausspruch *„Ich kann Sonne nicht vertragen"* hört man nur von solchen Frauen, die noch nie in ihrem Leben ein richtiges Sonnenbad gemacht haben. Sie beziehen ihre Erfahrung nur aus der Sonnenbestrahlung auf den Badeanzug oder auf die Kleider. Ist eine Heilwirkung der Sonne („höchste Sonne"), die durch künstliche Sonnen („Höhensonne") nicht ersetzt werden kann, erwünscht, so ist sie natürlich nur möglich, wenn die Strahlen auf den nackten Körper einwirken können, wie es bei der Höhensonnenbestrahlung selbstverständlich ist.

Es ist betrüblich, daß die günstige Wirkung

der Sonne auf alle Körperfunktionen, die sich deutlich in einer Steigerung des allgemeinen Wohlbefindens und der Leistungsfähigkeit bemerkbar macht, wegen der bestehenden Vorurteile nicht häufiger als Heilfaktor benutzt wird. Wer irgendwie die Möglichkeit hat, sollte sich einen Platz schaffen, wo ein kurzes Sonnenbad genommen werden kann. auch in vielen Wohnungen läßt sich eine Stelle finden, wo bei geöffnetem Fenster die Gelegenheit dazu gegeben ist. Es genügen Besonnungen von 10 Minuten auf der vorderen und 10 Minuten auf der hinteren Körperseite; bei an Sonne Gewöhnten kann die Zeit bis auf je eine halbe Stunde gesteigert werden. Längere Besonnungen sind ungünstig, es sei denn, die Haut hat gegen die übermäßige Strahlenwirkung durch Pigmentierung bereits einen Schutz geschaffen. Dann sind längere Bäder ohnehin ohne Sinn, da keine Strahlen mehr eindringen können, bei gleichzeitiger Bewegung aber auch gefahrlos, da es dann nicht zu einer Wärmestauung kommt.

Freikörperkultur im Dienst der Gesundheit

Das Sonnenbad ohne Kleidung hat wie die Sauna auch eine psychologische Seite, die bei beiden grundsätzlich gleich ist. Die Probleme decken sich mit denen der Freikörperkulturbewegung. Leider ist es so, daß das Nacktbaden in der Öffentlichkeit nicht ausreicht, um die Folgen der falschen Sexualerziehung zu beseitigen. Erst die Befreiung von anerzogenen Prüderien durch eine Nacherziehung schafft die wunderbare Freiheit, seinen Körper als gottgegeben anzuerkennen und ihn nicht als Objekt, dessen man sich schämen muß, zu empfinden. Da die Bewegung der Freikörperkultur dies voll begriffen hat, unterstützt sie vom Geistigen her die Bemühungen um eine Nacherziehung in hervorragender Weise. Die Vermittlung der neuen Erkenntnis, die eine uneingeschränkte Anerkennung der göttlichen Schöpfung voraussetzt und den Menschen reifer und freier zu machen vermag, gehört zu den schweren, aber dringenden Aufgaben des Arztes, die aus verständlichen Gründen viel Einfühlungsvermögen und Geduld erfordern. Ihnen nicht aus dem Wege zu gehen, fordert die Verantwortung und die Pflicht, dem Kranken nicht nur Hilfe auf jedem Gebiet zu bringen, sondern durch Vorbeugung Schäden erst gar nicht entstehen zu lassen.

Herzkrankheiten

So wichtig ist das Herz nicht

Nicht nur Herzkranke, sondern alle Kranken, ja überhaupt alle Menschen überschätzen die Bedeutung des Herzens für Gesundheit und Krankheit. An Gesprächen mit Kranken wird dies deutlich. Mancher Patient, der nach einer Untersuchung erfährt, daß eine ernste Erkrankung vorliegt, fragt sogleich, ob denn sein Herz in Ordnung sei. Auf die Versicherung, daß das Herz gesund sei, meint er, dann sei ja alles nicht schlimm. So begegnet der Arzt täglich bei Kranken der irrigen Auffassung, eine Krankheit sei nicht besorgniserregend, solange das Herz in Ordnung sei.

Außerdem gibt es viele Kranke, die einen großen Teil ihrer Beschwerden auf das Herz zurückführen. Wenn sie sich müde fühlen, kommt dies vom Herzen; wenn sie Schwindel haben, kommt es vom Herzen, und wenn es ihnen übel ist, kommt dies auch vom Herzen. Das Herz ist für sie das Zentrum, das Wichtigste, das Allgewaltige; wer krank ist, ist in ihren Augen auch herzkrank, und wer schwach ist, hat auch ein schwaches Herz, und wenn es noch nicht schwach ist, dann wird es durch die Krankheit schwach. Dieser falschen Auffassung begegnet man allenthalben.

Nähert sich in der Sprechstunde die Beratung bei irgendeiner Erkrankung dem Ende oder schickt sich der Arzt an, ein Rezept zu schreiben, wie oft kommt dann nochmals die ängstliche fragende Bitte, ob auch was fürs Herz dabei sei. Dies geschieht selbst bei Kranken, denen vorher ausdrücklich erklärt worden war, daß ihre Beschwerden nicht vom Herzen herrühren, sondern auf anderen Störungen beruhen.

Es ist müßig, all den Gründen nachzugehen, die zu dieser allgemein üblichen Überbewertung des Herzens geführt haben. Es kann aber nicht verschwiegen werden, daß daran auch die Ärzte einen großen Teil Schuld tragen. Der Zeitmangel des überforderten Kassenarztes läßt seine Bereitwilligkeit verstehen, den einfachen Vorstellungen des Kranken, daß seine Beschwerden größtenteils vom Herzen kämen, entgegenzukommen und sie der Einfachheit halber anzuerkennen. Zum anderen erklärt sich die Tatsache, daß das Herz sich so ins Zentrum der Krankheitsvorstellungen vieler Menschen setzen konnte, auch damit, daß es nur wenige Funktionsstörungen gibt, bei denen nicht tatsächlich

auch Empfindungen in der Herzgegend auftreten. Und da es Funktionsstörungen sind, die
Beschwerden machen (siehe Band 2 der Buchreihe), suchen Patienten mit Funktionsstörungen den Arzt häufiger auf als solche, die nur
Formveränderungen (sog. *organische* Krankheiten) haben. Und da schließlich Krankheiten, die
mit Funktionsstörungen einhergehen, außerordentlich häufig sind, nimmt es nicht wunder,
daß es so viele Kranke gibt, die Beschwerden in
der Herzgegend haben.

Ich hoffe, daß es inzwischen schon klar geworden ist, daß „Beschwerden in der Herzgegend" nicht gleichbedeutend sind mit „Herzkrankheit", genau so wenig wie Beschwerden in
der Hirngegend gleichbedeutend sind mit einer
Hirnkrankheit.

Das Herz selbst tut nicht weh

Herzkrankheiten im strengen Sinne des Wortes
machen keine Herzbeschwerden. Die Beschwerden äußern sich an anderen Stellen und in
anderer Weise. Ein Kranker mit dem schlimm-
sten Herzklappenfehler hat nie Schmerzen am
Herzen; wenn zufällig doch mal Schmerzen auftreten, so rühren diese woanders her. Das Herz

selbst hat keine Schmerzempfindungsnerven. Dies hat der Schöpfer weise so eingerichtet. Da das Herz das Organ ist, welches unermüdlich schon Monate vor der Geburt bis zur letzten Minute des Lebens arbeitet, und eine kurze Pause bereits den Tod bringt, würde es eine unvorstellbare Qual bedeuten, wenn dieser unermüdliche Vorgang des Zusammenziehens und Erschlaffens im Krankheitsfalle schmerzhaft wäre. Ein Kranker mit einer Herzklappen- oder Herzmuskelentzündung müßte dann ja ca. 100 mal in der Minute den Schmerz des sich zusammenziehenden Herzens empfinden. Noch nie aber wurde so etwas, seit die Welt steht, erlebt. Im Gegenteil, die Diagnose einer Herzklappen- und Herzmuskelentzündung ist sehr schwer zu stellen, da diese keinerlei subjektive Beschwerden im Herzbereich hervorbringt, vielleicht außer vieldeutigem Herzklopfen. Die Diagnose der frischen Herzklappenentzündung ist sogar so schwer zu stellen, daß diese manchmal erst bei der Leichenöffnung entdeckt wird. Für alle Krankheiten des Herzens, bei denen mit bloßem Auge, mit dem Mikroskop, mit dem Röntgenverfahren, mit dem EKG oder sonst einer Methode Formveränderungen feststellbar sind, gilt dasselbe: sie äußern sich nie in Schmerzen.

Die Herzfunktionen werden vom vegetativen System gesteuert

Wenn nun die „Herz"beschwerden, die von so vielen Kranken angegeben werden, nicht von einer Formveränderung des Herzens herrühren, so müssen sie auf anderen Störungen beruhen. Mit diesen Störungen wollen wir uns nun näher befassen. Dabei sei gleich vorweggenommen, daß es praktisch kaum eine Erkrankung gibt, bei der nicht auch vom Kranken in der Herzgegend unangenehme Empfindungen verspürt werden können. Deshalb ist er aber nicht herzkrank im engeren Sinn. Die Schmerzen in der Herzgegend sind lediglich ein vieldeutiges unspezifisches Allgemeinsymptom einer anderen Störung, wie es der Kopfschmerz auch ist.

Das verbindende Glied zwischen diesen Beschwerden und den Funktionsstörungen an anderen Organen ist das vegetative System, in besonderem Maße sein nervaler Anteil. Für das Verständnis dieser hier geschilderten Zusammenhänge wird das in Band 2 über das vegetative Nervensystem Dargestellte vorausgesetzt. Störungen, die das vegetative System betreffen, gehen immer mit Beschwerden einher, die für den Betroffenen einen unangenehmen Charakter haben. Deshalb leiden Kranke mit Störungen des vegetativen Nervensystems – was mit funktionellen Störungen gleichbedeutend ist – unter ihren Beschwerden stärker als z. B. Kranke unter Schmerzen durch ein verletztes Glied. Dazu kommt, daß die Beschwerden, die Funktionsstörungen begleiten, sehr viel schwieriger zu lindern sind als etwa Zahnschmerzen, die durch eine Tablette betäubt werden können. Es gibt zwar heute auch eine Überfülle von vegetativ dämpfenden Arzneien, die imstande sind, eine gewisse Erleichterung zu bringen. Da es sich aber bei den Funktionsstörungen meist um krankhafte Vorgänge handelt, die sich über längere Zeit erstrecken, bleibt die symptomatische Behandlung mit lindernden allopathischen Arzneimitteln problematisch und unbefriedigend.

Da praktisch kaum ein normaler oder krankhafter Vorgang im Organismus sich abspielen kann, der nicht indirekt eine Rückwirkung auf die Gefäß- und Herztätigkeit hat, ist es verständlich, daß es auch keine Krankheit gibt, bei der nicht über das verbindende System des Vegetativums subjektive Empfindungen im Gefäß- und Herzbereich entstehen können. Bevorzugte Stellen, an denen unangenehme Empfindungen allgemeiner Art auftreten, sind das Kopfgebiet, der Hals, die Herzgegend, die Magengrube und das kleine Becken (Unterleib). Es sind Gebiete, die durch Anhäufungen vegetativer Zentren gekennzeichnet sind. Da im Kopf die Zentralstelle des Nervensystems liegt, von wo alle Bahnen ausgehen und wohin sie alle münden, nimmt es nicht wunder, daß Kopf-(nicht Gehirn-)schmerzen die häufigsten Schmerzen überhaupt sind. Die nächst häufigsten sind die sogenannten *Herz*schmerzen. Auch das Herz ist regulativ mit allen Teilen des Körpers verbunden. Wenn die Beine einen Dauerlauf machen, muß dies über die vegetativen Zentren, die die Herztätigkeit regulieren, dem Herzen gemeldet werden. Dasselbe gilt für die Tätigkeit jedes anderen Organs. Wenn es mehr zu arbeiten hat, muß es mit mehr Blut versorgt werden; die Gefäße müssen mehr Blut heranführen, und das Herz hat sich daran anzupassen; da alle Körperteile über das regulierende vegetative System so miteinander verknüpft sind, daß ein sinnvolles Zusammenarbeiten aller Einzelteile zu einem übergeordneten Ganzen zustandekommt, kann im Organismus nichts vor sich gehen, was nicht Rückwirkungen auf jedes Einzelteil und letzten Endes das Gesamte hat. Beim Gesunden werden diese Vorgänge nicht empfunden.

Dieses Wunderwerk des Zusammenspiels geht unmerklich vor sich; nur Störungen werden empfunden, aber nicht in allen Körpergebieten im gleichen Maße. Die Herzgegend ist wie der Kopf ein solches ausgewähltes Gebiet. Betrachtet man in einer Ausstellung einen gläsernen Menschen, bei dem nur die Gefäße dargestellt sind, so hat man den Eindruck, als ob alle Leitungsbahnen vom Herzen ausgehen oder am Herzen zusammenströmen. Da gleichzeitig die Gefäßbahnen immer von Nerven begleitet werden, erscheint das Herz wirklich als ein Zentrum.

Das Herz ist der Sklave des Körpers, nicht sein Herr

Ob das Herz schnell oder langsam schlägt, entscheidet es nicht selbst; dies wird ihm von den übrigen Körperteilen diktiert. Vermittelt wird dies über die vegetativen Ganglien, die im Halsgebiet (Ganglion stellatum), im Oberbauch (Sonnengeflecht) und im Becken angehäuft sind; im Herzen selbst ist der Vermittler und Schrittmacher das Reizleitungs- und Reizbildungssystem. In Hinsicht auf seine Leistung ist also das Herz ein treuer Sklave des übrigen Organismus, nicht sein Beherrscher. Das Herz muß tun, was die übrigen Teile verlangen. Es nimmt daher nicht wunder, daß das Herz als „Herz" sich auch in Empfindungen zu allen gestörten Vorgängen äußert. Dies gilt in besonderem Maße für alle seelischen Regungen.

Das *Herz* als Ausdrucksform seelischer Vorgänge

Wenn ein Dichter die Stimmung seiner Personen dadurch anschaulich zu machen versucht, daß er von einer Last, die auf dem Herzen liegt, von vor Freude springendem Herzen und von gebrochenem Herzen spricht, so will er ja damit nicht aussagen, daß die handelnden Menschen seines Romans nun auch noch herzkrank geworden sind. Das Herz wurde schon immer als Symbol für Empfindungen benützt, weil eben tatsächlich in der Brust ein äußerst sensibel reagierendes Organsystem sitzt. Man bedenke, daß in der Brust nicht nur das Herz schlägt, sondern sich auch viele Gefäße und Nervenzentren befinden, die von größerer Bedeutung sind; dabei ist nicht zu vergessen, daß auch die Lunge bzw. die Atmung engste Beziehungen zum seelischen Bereich hat. Man sagt, daß etwas „einem den Atem verschlägt"; viele Asthmatiker liefern beredte Beispiele für diese Zusammenhänge.

Wirbelsäulenveränderungen täuschen Herzkrankheiten vor

Noch ein anderer häufiger Anlaß für sogenannte Herzbeschwerden bedarf besonderer Erwähnung. Es sind Veränderungen im Bereich der Wirbelsäule sowie des Gewebes am Brustkorb in der Herzgegend. Im Kapitel über Erkrankungen des Bewegungsapparates* ist hierüber ausführlich berichtet. So wie viele Kopfschmerzen vom erkrankten Bindegewebsapparat des Nackens und der Wirbelsäule ausgehen, sind auch viele Schmerzempfindungen in der Herzgegend Ausstrahlungen von Erkrankungen des Segmentes. Der indirekte Beweis läßt sich sofort erbringen durch den Erfolg einer entsprechenden Behandlung des Gewebes im Bereich des Rückens, der Wirbelsäule und der Herzgegend. So können chiropraktische Behandlung, Massage und andere Eingriffe an den erkrankten Gebieten oder in den betreffenden Segmenten sogenannte Herzschmerzen, die schon jahrelang bestanden und auf keine Herzbehandlung angesprochen haben, rasch zum Verschwinden bringen.

Die Zahl der sogenannten *Herz*kranken, de-

---

* Siehe Band 8 der Buchreihe: Bruker „Rheuma, Ursache und Heilbehandlung", E. M. U.-Verlag, 5420 Lahnstein.

ren eigentliche Erkrankung im Bewegungsappa-
rat liegt und deren Schmerzen im Brustbereich
als Herzkrankheit gedeutet wird, ist beträchtlich. Anhaltspunkte für das Vorliegen dieser
Pseudoherzkrankheit bieten gleichzeitige
Kopf-, Nacken- oder Rückenschmerzen, ferner
Schmerzen in anderen Bereichen des Bewegungsapparates und druckempfindliche Stellen
im Brustkorbbereich selbst. Bei einer echten
Herzerkrankung – selbst schwerster Art – finden sich nie druckschmerzhafte Stellen am
Brustkorb. Das Herz selbst, die Brustgefäße
und das umgebende Gewebe sind ja selbst nicht
auf Druckschmerzhaftigkeit prüfbar, da sie vom
tastenden Finger durch den knöchernen Brustkorb getrennt sind.

Warum sind Schmerzen häufiger links als rechts?

Hier tritt die Frage auf, wie es kommt, daß bei
Erkrankungen des Bindegewebsapparats im Bereich des Rumpfes und der Wirbelsäule sehr viel
häufiger Schmerzen auf der linken Seite, also in
der Herzgegend, auftreten als rechts. Diese
Frage ist eigentlich schon beantwortet mit dem
obigen Hinweis, daß dadurch, daß das Herz

links liegt, der Verlauf der Gefäße und der sie begleitenden Nerven rechts und links ungleich ist. Dadurch kommen viel mehr Schmerzprojektionen auf die linke Seite zustande, auf der wesentlich mehr schmerzvermittelnde und schmerzermöglichende Gewebe und Organe liegen. Indirekt ist es doch durch die Lage des Herzens erklärbar, daß mehr Schmerzen links im Brustkorb als rechts empfunden werden; dies läßt aber, was nochmals betont werden soll, nicht den Schluß zu, daß bei jedem Schmerz in dieser Gegend eine Herzkrankheit im strengen Sinne vorliegt.

Ähnliches gilt auch für die Ausstrahlungen von Schmerzen in den linken Arm, die vom Laien irrtümlich meist als vom Herzen kommend angesehen werden. Der unsymmetrische Abgang der großen Gefäße von der Hauptschlagader erklärt in ähnlicher Weise, weshalb Gefäß- und nervale Störungen im Brustbereich häufiger mit Schmerzen in den linken Arm als in den rechten verbunden sind. Aber auch in vielen dieser Fälle finden sich zusätzlich Erkrankungen im Bindegewebsbereich, durch deren Behandlung die Armschmerzen verschwinden.

Das Herz ist ein primitives Organ:
Es ist nicht kaputt zu kriegen

Der anatomische Bau und die Entwicklungsge-
schichte des Herzens führen noch zu einer anderen Überlegung, die ebenfalls die in Laienkrei-
sen herrschende Hochachtung vor dem Organ
Herz zu schmälern vermag. Entwicklungsge-
schichtlich betrachtet stellt das Herz nichts anderes dar als eine Erweiterung und Muskelver-
dickung von zwei Gefäßrohren. Das Herz besteht in Wirklichkeit aus zwei voneinander getrennten Teilen, dem rechten und dem linken
Herzen, die zwar zu einem Gebilde zusammen-
gewachsen, aber in der Funktion getrennt sind.
Normalerweise besteht keine direkte Verbin-
dung vom rechten zum linken Herzen. Das
rechte Herz fördert das Blut für den Lungenkreislauf und das linke für den Körperkreislauf.
Wenn das eine Herz eine geringere Leistungsfähigkeit aufweist als das andere, kann es zu Stauungen im Kreislaufbereich des anderen Herzens
kommen.

Betrachten wir aber die Tätigkeit des Herzens, so besteht sie letzten Endes immer nur
darin, daß es sich zusammenzieht und erschlafft
und diesen selben Vorgang während des ganzen
Lebens unentwegt wiederholt. Im Vergleich

152

etwa zur vielfältigen Tätigkeit einer im stillen arbeitenden Leberzelle, die eine große Zahl verschiedenartiger, komplizierter chemischer Prozesse gleichzeitig durchführen kann, ist die Arbeit der einzelnen Herzzelle von einer fast erschütternden Primitivität. Sie tut nie etwas anderes, als daß sie sich zusammenzieht und losläßt. Und diese einzige Tätigkeit ist so fest in ihr verankert, daß sie durch nichts davon abzubringen ist, sich immer noch einmal zusammenzuziehen.

Nur dieser wenig beachtete Umstand erklärt es, daß ein Herz, das durch schwerste Herzklappenfehler so vergrößert und verändert ist, daß es fast den ganzen Brustkorb einnimmt (sog. Rinderherz), trotzdem unentwegt seinen Dienst der Zusammenziehung und Erschlaffung leistet. Bei vielen dieser schwer kranken Herzen wäre es überhaupt nicht erstaunlich, wenn sie ihren Dienst versagen würden; es wirkt daher wie ein Wunder, daß sie trotzdem unentwegt ihre (primitive) Tätigkeit des Schlagens weiter fortsetzen. Bei solchen Herzen ist es auch nicht möglich, den Zeitpunkt des Todes vorauszusagen. Er könnte jeden Augenblick eintreten; und dies wäre dann nur selbstverständlich. Die Angst vor dem Versagen des formveränderten, sogenannten „organisch" kranken Herzens ist also wenig begründet. Andererseits wäre eine große Angst davor berechtigt, daß ein gesundes Herz plötzlich versagt, wenn durch fehlerhafte Ernährung unbemerkt sich Gefäßveränderungen vorbereiten, die durch plötzliche Drosselung der Blutzufuhr das Herz versagen lassen. Wir sahen, daß dies in mißverständlicher Weise als Herzinfarkt bezeichnet wird, obwohl ursächlich ein Gefäßverschluß zugrundeliegt.

Vorsicht mit Herzarzneien bei Nichtherzkranken!

Diese Entthronung des Herzens hat wiederum eine große praktische Bedeutung. Es ist nämlich nicht gleichgültig, ob ein Nichtherzkranker wie ein Herzkranker behandelt wird oder nicht. Dies gilt vor allem für bestimmte Herzarzneien, die eine erheblich unterschiedliche Wirkung haben, je nachdem, ob sie auf ein gesundes oder krankes Herz einwirken.

Wenn ein Schilddrüsengesunder eine Arznei einnimmt, die eine vermeintliche Überfunktion bremsen soll, wird die normale Schilddrüse beeinflußt; es kann sein, daß sie dadurch überhaupt erst erkrankt.

Nimmt ein Normalsichtiger an, er sei kurzsichtig, und trägt deshalb eine Brille mit einem Konkaveglas, das für einen Kurzsichtigen den Brechungsfehler ausgleicht, so ist dies für sein Auge nicht von Vorteil. Aber einen solchen Unsinn macht niemand, da er sofort merkt, daß er dann schlechter sieht.

Beim Herzen ist dies aber nicht so einfach festzustellen. Daher kommt es, daß mancher Kranke meint, es gehe ihm trotz der Herzarznei schlecht, während er in Wirklichkeit sich nicht wohlfühlt, weil er eine nicht passende bzw. unnötige Herzarznei einnimmt.

Gibt man z. B. einem gesunden Herzen Digitalis oder digitalisartig wirkende Arzneien, so wird, abhängig von der Dosierung und der persönlichen Empfindlichkeit der einzelnen Person, der Herzschlag verlangsamt. Das gesunde Herz, das sich an die jeweiligen Anforderungen anpassen kann, wird dadurch in seiner Ökonomie beeinträchtigt. Schlägt z. B. ein Herz infolge einer Krankheit zu rasch oder der Rhythmus ist unregelmäßig, so ist Digitalis sehr hilfreich, da es die Frequenz herabsetzt und die Schlagfolge etwas regelmäßiger macht. Dieses kranke Herz arbeitet unter Digitalis ökonomischer, da bei einem zu raschen Herzschlag die einzelnen Zusammenziehungen nicht mehr so gründlich erfolgen wie bei einer langsameren Schlagfolge.

Wird aber die Schlagfolge zu stark verlangsamt, arbeitet das Herz wiederum unökonomisch.

Liegt aber keine solche Herzerkrankung vor, so ist Digitalis nicht angezeigt; die Arznei bringt dann mehr Nachteile als Vorteile. Bei einem Herzen, das regelmäßig und nicht zu rasch schlägt, wirkt also eine solche Herzarznei leistungsmindernd auf das Herz. Der Schaden wird noch verstärkt dadurch, daß alle digitalisartig wirkenden Herzarzneien kumulieren, d.h., daß sich die Arznei allmählich im Körper anhäuft, da sie nur langsam ausgeschieden wird. Wenn z. B. bei einem Herzkranken, der wirklich Digitalis benötigt, anfangs mit 3×10 Tropfen die erwünschte Wirkung erzielt wird, dann wirkt nach einiger Zeit diese Menge so, als würden 3×15 Tropfen eingenommen. Die anfangs richtige Dosierung ist also später zu hoch.

Natürlich ist es hier nicht möglich, Richtlinien für eine Arzneibehandlung der Herzerkrankungen mit Digitalis und anderen Medikamenten zu geben. Dies ist auch gar nicht bezweckt. Die wenigen Angaben über die Digitaliswirkung sollen nur als Beispiel dienen, um deutlich zu machen, wie außerordentlich wichtig es ist, ob die *Herz*beschwerden eines Kranken auf einer echten Erkrankung des Herzens beruhen, oder ob es sich um Gefäßerkrankun-

gen, Kreislaufstörungen, vegetative Regulationsstörungen oder Mißempfindungen im
Brustkorb als Begleitsymptom von Erkrankungen anderer Organe handelt.

Was von Digitalis als Beispiel gesagt ist, gilt
im Prinzip für jede Herzbehandlung; sie kann
nur sinnvoll sein, wenn eine Herzerkrankung
überhaupt vorliegt.

Strophanthin: eine unschätzbare Hilfe, aber keine echte Prophylaxe

Die beschriebene Infarktentstehung als Ausdruck einer Stoffwechselstörung, die zum Absterben von Herzmuskelzellen führt, machten
auf besondere medikamentöse Behandlung mit
Strophanthin aufmerksam. Man fand, daß Strophanthin, in Tabletten oder Tropfen genommen, zu einer Verbesserung der Sauerstoffnutzung der Herzmuskelzelle führt. Dies läßt sich
sowohl experimentell im Tierversuch wie im
Elektrocardiogramm nachweisen. Weit wichtiger ist aber, daß sich die Einnahme von Strophanthin in der Praxis hervorragend bewährt
hat. Diese Wirkung des Strophanthins ist schon
von jeher bekannt; seine Anwendung wurde
aber durch die Irrlehre, Strophanthin sei nur als

157

Spritze verabreicht wirksam, eingenommen jedoch unwirksam, jahrzehntelang verhindert. Nun ist die Schlußfolgerung naheliegend, man habe nichts anderes zu tun, als jedermann, der infarktgefährdet ist, eben Strophanthin zu verordnen – und wer ist in der heutigen Situation nicht infarktgefährdet! –, und die Problematik des Herzinfarkts wäre gelöst. Es ist aber leicht zu erkennen, daß das Problem keineswegs so einfach liegt, daß es durch Einnehmen einer Arznei zu lösen ist.

Auf der einen Seite ist es von unschätzbarem Wert, ein so wirksames Medikament zu kennen, das die Sauerstoffnutzung der geschädigten Herzmuskelzelle verbessert; es wäre unverantwortlich, es nicht zu nutzen.

Auf der anderen Seite besteht die große Gefahr, daß echte Prophylaxe, wie sie in diesem Buch dargestellt wurde, dadurch versäumt wird, daß die eigentliche Ursache der Erkrankung unberücksichtigt bleibt, wenn lediglich medikamentös behandelt wird.

Es ist daher mit aller Deutlichkeit darauf hinzuweisen, daß die orale Strophantinbehandlung zwar eine hervorragende Hilfe für bereits vorgeschädigte und in Gefahr befindliche Herzen darstellt, daß sie aber – streng genommen – eine Scheinprophylaxe darstellt. Denn echte Vorbeugung liegt in der Abstellung der Ursachen. Das Fehlen von Strophanthin ist nicht die Ursache des Herzinfarkts, sondern sie liegt in den in diesem Buch geschilderten Zivilisationsschäden, vornehmlich in dem Genuß raffinierter Kohlenhydrate über Jahrzehnte.

Die dadurch hervorgerufenen krankhaften Stoffwechselvorgänge führen schließlich zu der Schädigung der Herzmuskelzelle – ähnlich wie an den Gefäßen zur Arteriosklerose, am Leber-Gallensystem zum Gallenstein, an der Bauchspeicheldrüse zur Schädigung der Langerhansschen Inseln – d. h. zur Zuckerkrankheit – bzw. zu den anderen als Saccharidose zusammengefaßten ernährungsbedingten Zivilisationskrankheiten.

Mit der Empfehlung von Strophanthin bei bereits stoffwechselgeschädigten Menschen zur Verhütung der Manifestation des Schadens am Herzen ist die Frage nicht beantwortet, weshalb es heute nötig geworden ist, einen hohen Prozentsatz von Menschen – wenn nicht alle – von einem bestimmten Alter an als infarktgefährdet anzusehen und diesen logischerweise prophylaktisch die Einnahme von Strophanthin zu empfehlen.

Streng genommen ist die Notwendigkeit, Strophanthin nehmen zu müssen, bereits ein

Zeichen dafür, daß echte Vorbeugung versäumt wurde. Diese muß notgedrungen um eine Stufe früher einsetzen, mindestens so früh, daß die im Spätfall segensreiche Strophanthinbehandlung gar nicht nötig würde.

Von dem Augenblick an, in dem ein Medikament nötig ist, um einen Zustand herzustellen, der bei Gesunden physiologisch (normal) ist, besteht keine Berechtigung mehr, im streng wissenschaftlichen Sinne von Vorbeugung zu sprechen. Eine ähnliche Verwechslung von echter Prophylaxe, die immer in der Abstellung der Krankheitsursachen liegt, mit vorbeugenden Maßnahmen zur Unterdrückung von Krankheitssymptomen, finden wir z. B. bei der Bekämpfung der Zahnkaries: die Karies entsteht durch den Verzehr von Fabrikzucker und Auszugsmehlen; sie ist ebenso wenig durch Fluormangel bedingt, wie der Herzinfarkt durch Strophanthinmangel. Selbst wenn die Verabreichung von Fluoriden den Zahnkariesbefall verringern könnte, was sie – auf lange Sicht gesehen – nicht kann, wäre dies keine echte Prophylaxe, sondern eine Scheinlösung, um die eigentlichen Verursacher, den Fabrikzucker und die Auszugsmehle, nicht vermeiden zu müssen.

Auch am Beispiel der Stuhlverstopfung läßt sich das Grundsätzliche des hier angeschnitte-

nen Problems zeigen: die Einnahme eines Ab-
führmittels läßt zwar das Symptom „Verstopfung" nicht in Erscheinung treten; beim Weglassen wird aber sichtbar, daß eine Heilung der
Grundstörung nicht erzielt wurde. Wenn nach
Weglassen von Strophanthin sich wieder Beschwerden einstellen und ein erneuter Herzinfarkt auftreten kann, so geht daraus eindeutig
hervor, daß es sich bei der Verabreichung von
Strophanthin nicht um eine echte Prophylaxe
handelt, sondern nur um eine symptomatische
Hilfe für das bereits geschädigte Herz.

Wie man die Sache auch betrachten mag, an
einer frühzeitigen Hinwendung zu einer gesunden Lebensführung in dem Sinne, wie es in
diesem Buch beschrieben ist, kommt man nicht
vorbei, falls man echte Vorbeugung betreiben
will.

Angina pectoris gibt Anlaß zu Mißverständnissen

Daß es sich beim Herzinfarkt meist um eine
Gefäßerkrankung oder um eine Stoffwechselstörung handelt, ist in Kap. I „Gefäßerkrankungen" deutlich geworden. Dasselbe gilt für den
Sammelbegriff der sog. *„Angina pectoris"*, was

wörtlich übersetzt nichts anderes bedeutet als Brustenge. Diese Beschwerden beruhen so gut wie nie auf einer Herzerkrankung, sondern deuten meist auf eine Gefäßverengung hin, die ihrerseits natürlich wieder die verschiedensten Ursachen haben kann. In Kap. I und II ist auf die Ursachen näher eingegangen. Aber nicht nur diese Erkrankungen können sich als Brustenge äußern, sondern auch Blutarmut oder jede seelische Belastung. Die „Angina pectoris" ist also ein Symptom für verschiedenartigste Erkrankungen und darf nicht, wie es die meisten Kranken tun, mit Herzkranzgefäßverengung als Vorbote eines Herzinfarkts gleichgesetzt bzw. als Folgeerscheinung eines solchen angesehen werden. Selbstverständlich können Anfälle von Brustenge von solchen Herzkranzgefäßerkrankungen herrühren, es kann aber auch etwas ganz anderes vorliegen. Es ist deshalb unzweckmäßig, dem Laien gegenüber solche vieldeutigen Sammelbegriffe, wie Angina pectoris, überhaupt zu benützen, da dadurch nur Mißverständnisse entstehen.

Über die Behandlung echter Herzerkrankungen (Herzklappenfehler, Herzinnenhautentzündung, „rheumatische" Herzmuskelerkrankungen, Narbenbildungen nach überstandenen Infarkten und Herzrhythmusstörungen als Folge dieser Erkrankungen) sollen hier keine Einzelheiten angegeben werden, da sie in ärztliche Hand gehört.

Die allgemeine Schwierigkeit ihrer Behandlung liegt darin, daß diese Kranken wenig oder keine Beschwerden haben, weshalb sie, anders als bei funktionellen Störungen, den Arzt selten aufsuchen. Sie kommen meist erst in die Sprechstunde oder ins Krankenhaus, wenn bereits ernste Komplikationen bestehen, da die eigentliche Grundkrankheit – dies gilt besonders für den Herzklappenfehler – wenig in Erscheinung tritt.

Flüssigkeitsbeschränkung beim Herzinfarkt?

Die häufigsten Zeichen, daß das Herz nicht mehr imstande ist, den gestellten Anforderungen nachzukommen, sind Atemnot und wassersüchtige Anschwellungen. Je nachdem, welcher Herzteil mehr betroffen ist, kommt es zu Stauungen in verschiedenen Körperorganen. Bei ungenügender Leistung des linken Herzens kommt es zur Stauung im Lungenkreislauf mit entsprechenden Beschwerden; die Stauung vor dem rechten Herzen kann zu einer Schwellung der Leber und anderer Bauchorgane und zur Flüssigkeitsablagerung in den Füßen, Beinen und der

Bauchhöhle führen. Andererseits ist es aber auch wichtig zu wissen, daß es auch Schwellungen der Beine gibt, die nichts mit einer Herzerkrankung zu tun haben, sondern auf andere Störungen, z. B. Nierenerkrankungen, Stoffwechselerkrankungen, Wasserhaushaltsstörungen und örtliche Kreislaufbehinderungen, hinweisen.

Bei Herzkranken, bei denen es zur Wasseransammlung gekommen ist, wird häufig der Rat gegeben, wenig zu trinken und überhaupt die Flüssigkeitszufuhr einzuschränken. In dieser Form ist der Ratschlag aber falsch. Er geht von der mechanistischen Vorstellung aus, daß das Herz geschont würde, wenn es weniger Flüssigkeit zu transportieren hätte. In Wirklichkeit liegen aber die Verhältnisse bei der Entstehung wassersüchtiger Anschwellungen viel komplizierter; sie sind nicht mechanisch erklärbar.

Entscheidend für das notwendige Verhalten des Kranken ist der Durst. Wenn der Herzkranke (aber auch jeder andere Kranke) Durst hat, so bedeutet dies ganz allgemein, daß der Organismus zur Aufrechterhaltung seines Betriebes Wasser benötigt. Wird ihm dies vorenthalten, so kann er diejenigen Funktionen, zu deren Ablauf er die Flüssigkeit braucht, nicht richtig ausführen. Er benötigt z. B. zur Ausscheidung von 10 g Kochsalz unbedingt 1 l

Wasser, da das Kochsalz im Körper nur als 1%ige Lösung verwendet werden kann. Kommt es durch vermehrte Zufuhr von Kochsalz in der Nahrung zu einer Erhöhung der Kochsalzkonzentration im Blut und Gewebe, so versucht der Organismus dies sofort auszugleichen, indem er das überschüssige Kochsalz ausscheidet oder mit Wasser zu einer 1%igen Lösung verdünnt. Für beide Fälle benötigt er aber als Lösungsmittel Wasser, was er durch Durst sich zu beschaffen versucht.

Wird der Durst nicht durch Zufuhr von Wasser gestillt, d. h. steht dem Organismus nicht das nötige Lösungsmittel zur Verfügung, so bleibt das Salz im Gewebe liegen und bindet soviel Wasser, daß eine 1%ige Lösung entsteht. So erklärt es sich, daß manche Herzkranke, die voller Wasser sitzen, trotzdem stärksten Durst haben und nicht imstande sind, das Wasser auszuscheiden, da ihnen das nötige Lösungsmittel fehlt. Je stärker diese Kranken trotz des Durstes die Flüssigkeitszufuhr einschränken, um so stärker wird die Salzzurückhaltung und um so stärker auch die Wasseransammlung. Durch die erhöhte Konzentration von Salzen – es handelt sich nicht nur um Kochsalz – und anderen Stoffen im Gewebe, die eigentlich ausgeschieden werden müßten, kommt es zu einer Schädigung der Zell- und Gewebstätigkeit, die ihrerseits wieder die Grundkrankheit, in diesem Falle die Herzschädigung, verschlimmert.

Der Herzkranke muß trinken, wenn er Durst hat!

Die Schlußfolgerung aus diesen Vorgängen ist, daß der Herzkranke unbedingt trinken muß, wenn er Durst hat, da er sich sonst schwer schädigt. Allerdings darf er bei Durst nur echte Getränke zu sich nehmen, d.h. klares Wasser oder dünnen Tee, aber niemals flüssige Nahrungsmittel wie Milch oder Säfte. Denn in den flüssigen Nahrungsmitteln ist die darin enthaltene Flüssigkeit durch die Nährstoffe und Salze bereits *abgebunden*. Diese Flüssigkeit benötigt der Organismus, um die in dem Getränk enthaltenen Stoffe (Nährstoffe, Salze) zu verarbeiten. Mit einem flüssigen Nahrungsmittel wird dem Körper keine freie Flüssigkeit zugeführt. Ein Fensterputzer benötigt möglichst viel klares Wasser, um die Fenster sauber zu spülen; ein bereits mit Schmutz gesättigtes Wasser kann diese Aufgabe nicht erfüllen.

Der Herzkranke, der Durst hat, muß also klares Wasser trinken, gleichgültig, ob die Beine geschwollen sind oder nicht. Diese Maßnahme, die für den Kranken eine Erlösung von seiner Qual ist, stellt aber nur die erste Hilfe dar, deren Erfolg sich darin zeigt, daß im Falle der Wasseransammlung diese verschwindet. Wenn er 1 Liter klares Wasser trinkt, kann es sein, daß er 2 oder 3 Liter des zurückgehaltenen Wassers ausscheidet, da nun dem Körper die nötige „Lösungsflüssigkeit" zur Verfügung steht.

Ein Herzkranker ist so zu ernähren, daß er keinen Durst hat

Mit dem Angebot des Wassers als erste Hilfe ist aber das Problem nicht gelöst. Die Tatsache, daß der Herzkranke Durst hat, ist bereits ein untrügliches Zeichen für fehlerhafte Ernährung. Es wäre nun natürlich falsch, die Fehler in der Ernährung mit Trinken von viel Wasser auf die Dauer ausgleichen zu wollen. Dies würde tatsächlich eine unnötige Belastung des Herzens und Kreislaufes darstellen. Der einzig richtige Weg der Behandlung besteht darin, die Nahrung so einzurichten, daß kein Durst mehr auftritt. Diese Bedingung ist leicht zu erfüllen. Dazu ist die Einschränkung der beiden am meisten dursterzeugenden Stoffe, des Fabrikzuckers und des Salzes, nötig, während im übrigen die Regeln einer gesunden Vollwertkost gelten: Vollkornbrot, Frischkornbrei, möglichst viel Frischkost, naturbelassene Fette und Vermeidung von Auszugsmehlprodukten wie in Kapitel I beschrieben.

Herzklappenfehler: Keine Beschwerden

Beim *Herzklappenfehler* handelt es sich um eine Formveränderung, d.h. um einen Zustand, der sich durch Behandlung nicht ändert. Solange er kompensiert ist, macht er keinerlei Beschwerden. Unter „kompensiert" versteht man den Zustand, daß das Herz fähig ist, die jeweils von ihm geforderte Leistung zu erfüllen. Wird mehr von ihm verlangt, als es leisten kann, so kommt es zur Dekompensation, die sich in Störungen im Blutumlauf äußert.

Im allgemeinen kennt der Kranke aus eigener Erfahrung seine Leistungsgrenze; hält er sie ein, geht es ihm gut. Eine wichtige Aufgabe der Behandlung ist es, ihm diese Grenze immer wieder zu zeigen und ihn dazu anzuhalten, sie nicht zu überschreiten. Dies stößt in der Praxis immer wieder auf die Schwierigkeit, daß der Herzkranke zu wenig Beschwerden hat und deshalb sich oft übernimmt und gar nicht verstehen kann, daß er herzkrank sein soll.

Funktionelle Störungen: Viel Beschwerden

Im schroffen Gegensatz dazu stehen die funktionellen Störungen und „Herz"beschwerden als Ausdruck anderer Erkrankungen, wie sie oben beschrieben sind. Auch ihre Behandlung kann hier nicht im einzelnen abgehandelt werden, da sie von der jeweils vorliegenden Grundkrankheit abhängig ist. Bei allen sog. „Herz"beschwerden ist daher mit aller Gründlichkeit und unter Anwendung aller diagnostischen Möglichkeiten zuerst die Grundkrankheit zu suchen, die diese Beschwerden hervorruft. Obwohl dabei so gut wie nie eine echte Herzerkrankung vorliegt, ist sie doch durch genaue Untersuchung auszuschließen. Erstens ist es möglich, daß neben der Erkrankung, die Beschwerden in der Herzgegend hervorruft, auch tatsächlich mal eine echte Herzerkrankung vorliegt, die aber dann nicht für die *Herz*beschwerden verantwortlich ist. Zweitens ist eine sinnvolle Führung des Kranken nur möglich, wenn nicht nur der Arzt, sondern auch der Kranke die genaue Diagnose kennt. Wie in Band 2 ausgeführt, genügt es keineswegs,

dem Kranken zu sagen, sein Herz sei „organisch" gesund. Damit ist dem Kranken die Herkunft seiner Beschwerden nicht genügend erklärt. Die zwangsläufige Folge ist, wie die Praxis
zeigt, daß er sich doch für herzkrank hält und
auch tatsächlich „aufs Herz" behandelt wird,
wenn er nur hartnäckig genug seine Beschwerden wiederholt. Obwohl dies inkonsequent ist,
so geschieht es doch leider in vielen Fällen. Wird
aber andererseits dem Kranken der Zusammenhang der *Herz*beschwerden mit der gefundenen
Grundkrankheit erklärt, so gestaltet sich die
Behandlung viel einfacher. Der Kranke wird
dadurch zur Mitarbeit bereit, und der Erfolg ist
gesichert.

Das Wesentliche kurz zusammengefaßt

Was kann getan werden, damit die Krankheiten nicht auftreten?

Die Krankheiten der Gefäße, des Herzens und des Kreislaufs unterstehen denselben Gesetzen wie alle anderen Krankheiten: Sie haben Ursachen. Ihre Verhütung und Behandlung setzt die Kenntnis der Ursachen voraus. Nimmt die Häufigkeit einer bestimmten Erkrankung unaufhaltsam zu, so läßt sich andererseits daraus die Schlußfolgerung ableiten, daß die Ursachen entweder noch nicht erkannt oder noch nicht ausreichend bekannt sind, oder daß sie zwar erkannt, aber nicht anerkannt sind, und daß als Folge davon die Ursachen an falscher Stelle gesucht werden. Alle vorbeugenden Maßnahmen und Ratschläge, die aus irrtümlich angenommenen Ursachen abgeleitet werden, sind nicht nur erfolglos, sondern besonders heimtückisch, da sie eine Erwartung vortäuschen, die sich nicht erfüllt, und von wirksamen Maßnahmen abhalten.

Wir sahen, daß dies in klassischer Weise für

die Gefäßerkrankungen, insbesondere für den Herzinfarkt zutrifft. Die Häufigkeit dieser Erkrankungen nimmt trotz „Aufklärung" unentwegt zu. Infolge der langen Zeitdauer von 30 bis 40 Jahren, die bis zum sichtbaren Ausbruch der Krankheit vergeht, war der Zusammenhang zwischen den Fehlern in der Ernährung und dem Herzinfarkt schwer erkennbar und ist lange verschleiert geblieben. Nachdem nun sicher erwiesen ist, daß die Gefäßerkrankungen ernährungsbedingt sind, liegt der Tatbestand einfach: Sie lassen sich mit Sicherheit durch Abstellung der Ernährungsfehler verhüten.

Das Wesentliche ist die Vermeidung raffinierter Kohlenhydrate über Jahrzehnte, am besten von Geburt an. An ihre Stelle müssen wieder Lebensmittel aus Vollgetreide treten. Je früher damit begonnen wird und je strenger die Maßnahmen eingehalten werden, um so sicherer ist der Erfolg.

Zu den raffinierten Kohlenhydraten rechnen alle Auszugsmehlprodukte wie Graubrot, Weißbrot, weiße Brötchen, Zwieback aus Weißmehl, Nudeln, Teigwaren, Pudding, üblicher Kuchen und geschälter Reis, ferner alle Fabrikzuckerarten wie Rohrzucker (der gewöhnliche Verbrauchszucker und brauner Zucker), Traubenzucker und Fruchtzucker. Die Auszugsmehlprodukte werden durch Vollkornprodukte ersetzt: Vollkornbrote verschiedener Art, Frischkorngerichte, Teigspeisen aus selbst hergestelltem frisch gemahlenem Vollkornmehl. Anstelle des Fabrikzuckers kann ab und zu Honig in bescheidener Menge verwendet werden.

Der übliche Rat, die Fettmenge einzuschränken, da im übermäßigen Fettgenuß die Ursache für die Gefäßerkrankungen liege, ist falsch und irreführend; er besteht in dieser Form nicht zu Recht. Weder die Fettmenge noch die Herkunft des Fettes, ob pflanzlich oder tierisch, spielt eine wesentliche Rolle. Entscheidend ist lediglich, ob die Fette Raffinationsprozesse durchlaufen haben. Naturbelassene Fette pflanzlicher oder tierischer Herkunft sind daher zu bevorzugen: An erster Stelle das Milchfett als Butter und Sahne und die sogenannten kaltgeschlagenen Öle.

Enthält die Nahrung außerdem täglich noch eine gewisse Menge Salate aus rohem Gemüse und rohem Obst, so sind damit die Voraussetzungen für eine abwechslungsreiche Vollwertkost erfüllt. Damit ist die Verhütung der beschriebenen Gefäßerkrankungen, vor allem der Arteriosklerose und des Herzinfarktes, garantiert.

Auch die immer wieder in den Vordergrund

gestellten Momente des Bewegungsmangels, der psychischen Belastungen und des Rauchens spielen als zusätzliche Schädlichkeiten eine wichtige Rolle. In dieser Hinsicht bestehen aber wesentliche Unterschiede zwischen den Gefäß-erkrankungen (der Arteriosklerose) und den Herz- und Kreislaufstörungen. Während sie bei den letzteren eine der wichtigsten Ursachen dar-stellen, haben sie für den Herzinfarkt nur die Bedeutung von verschlimmernden oder auslö-senden Faktoren. Daraus ergibt sich die Tatsa-che, daß sowohl der in Harmonie Lebende wie der Nichtraucher und der Sportler in gleichem Maße arteriosklerosegefährdet sind, wenn sie eine arterioskleroseerzeugende Nahrung zu sich nehmen, wie jeder andere, der sich ebenso er-nährt.

Bei allen Erkrankungen des Kreislaufs ist die Vermeidung des Kaffees wichtig.

Was kann getan werden, wenn die Krankheiten bereits da sind?

So ideal es wäre, durch frühzeitigen Beginn einer richtigen Lebensführung das Krankwerden zu verhüten, so kommen doch infolge der gelenk-ten Fehlinformationen die meisten Menschen erst zu rechter Erkenntnis, wenn sie schon krank sind. Aber auch in diesem Fall ist die wirksamste Maßnahme die Abstellung der Krankheitsursache. Berücksichtigt man wiederum die langen Anlaufzeiten, die bis zum Ausbruch der spürbaren Krankheitserscheinungen vergehen, so versteht sich von selbst, daß die Vermeidung der Schädlichkeiten, die zur Krankheit geführt haben, in diesem Stadium besonders streng eingehalten werden muß.

Im Zentrum der Behandlung stehen daher genau dieselben Maßnahmen, wie sie oben zur Vorbeugung angegeben sind: Strikteste Enthaltung von allen raffinierten Kohlenhydraten, Vermeidung sonstiger fabrikatorisch veränderter Nahrungsmittel wie Konserven, raffinierte Fette (Margarine, gewöhnliche Speiseöle). Täglich müssen verschiedene Sorten von Vollkornbrot, ein Frischkorngericht, Salate von rohen Gemüsen, naturbelassene Fette, d.h. Butter und kalt geschlagene Öle, und rohes Obst genossen werden. Der Frischkostanteil muß mindestens ein Drittel der Nahrungsmenge ausmachen, die insgesamt verzehrt wird. Je ernster und weiter fortgeschritten die Gefäßerkrankungen sind, um so größer muß der Frischkostanteil sein. In schweren Fällen sind mit reiner Frischkost oft noch Erfolge erzielbar, die sonst mit keiner anderen Methode erreicht werden.

Bei allen Kreislaufstörungen und Herzkrankheiten ist die Vermeidung von Genußmitteln, vor allem von Bohnenkaffee und schwarzem Tee, unerläßlich, sonst ist der Erfolg jeder Behandlung in Frage gestellt.

Die arzneiliche Behandlung gehört in ärztliche Hände. Da die allopathischen Medikamente vorwiegend auf Linderung augenblicklicher Beschwerden ausgerichtet sind, kommt ihnen wenig Heilwert zu. Sie haben zumeist sogar den Nachteil, daß dadurch eine sinnvolle Heilbehandlung versäumt wird. Biologische und homöopathische Arzneien können demgegenüber eine wirksame Unterstützung der eigenen Heilbestrebungen des Organismus sein.

Weitaus wirksamere Heilfaktoren sind bei den Kreislaufstörungen, bei denen es sich um noch heilbare funktionelle Störungen handelt, Luft, Licht, Sonne, Wasser und Bewegung. Da aber auch bei den bleibenden Gefäßveränderungen der Arteriosklerose zusätzlich funktionelle Störungen eine wesentliche Rolle spielen, sind auch hierbei durch konsequente kombinierte diätisch-physikalisch-medikamentöse Behandlung noch hervorragende Heilerfolge zu erzielen.

Ziehen Sie, lieber Leser, nun die Konsequenzen aus diesem Buch, das Ihnen klare wissenschaftlich gesicherte Kenntnisse vermittelt, die von jeder Spekulation frei und von jeglichem wirtschaftlichem Interesse unabhängig sind und nur Ihrem gesundheitlichen Wohle dienen. Haben Sie den Mut, die herkömmlichen Vorstellungen und Gepflogenheiten aufzugeben, die das Ergebnis jahrzehntelanger manipulierter Information sind und in die scheinbar aussichtslose Situation der zivilisatorischen Degeneration geführt haben! Und beginnen Sie sofort, die Erkenntnis in die Tat umzusetzen!

Bücher von Dr. med. M. O. Bruker

Unsere Nahrung – unser Schicksal

Mit diesem Buch schuf Dr. M. O. Bruker ein Standardwerk der Ernährungswissenschaft. Als praktizierender Chefarzt schöpft er aus seinem umfangreichen Wissen und führt jeden Leser zum Verständnis der wahren Ursache von ernährungsbedingten Zivilisationskrankheiten. Es gibt keine Frage in bezug auf Ernährung, die in diesem Buch nicht besprochen ist.

Lebensbedingte Krankheiten

Die geistige Haltung bestimmt, wie der einzelne mit den Belastungen des täglichen Lebens fertig wird. Mangel an Kenntnis und Erkenntnis kann zu Krankheiten führen. Konflikte und Streß bedrohen heute jeden. Wie Sie trotz aller Belastungen gesund bleiben oder wieder gesund werden, beschreibt dieses Buch.

Idealgewicht ohne Hungerkur
mit Rezepten von Ilse Gutjahr

Dies ist kein Diätbuch üblicher Prägung und enthält keine trockenen Theorien und kein Gestrüpp von Verboten, sondern hier wird eine ganz aus der Erfahrung geborene Methode gezeigt, die ihre Bewährungsprobe schon lange hinter sich hat. So unwahrscheinlich es klingt, nicht das Zuvielessen erzeugt Fettsucht und die begleitenden Krankheiten, sondern ein Zuwenig, d. h. der Mangel an bestimmten Nahrungsstoffen. So ist dies ein äußerst guter und praktischer Ratgeber für jeden Übergewichtigen und für alle, die ihr Gewicht halten wollen.

Stuhlverstopfung in 3 Tagen heilbar
mit Rezepten von Ilse Gutjahr

Selbst die hartnäckigste Stuhlverstopfung kann ohne Abführmittel geheilt werden! Durch einfache Nahrungsumstellung und Änderung der Lebensbedingungen kann jeder Stuhlverstopfte von seinem jahrelangen Übel befreit werden!

Leber-, Galle-, Magen-, Darm- und Bauchspeicheldrüsenerkrankungen

Die Leber ist unser großes Stoffwechselorgan. In den letzten Jahrzehnten haben die Lebererkrankungen außerordentlich zugenommen. Dies hängt damit zusammen, daß unsere Nahrung durch technische Eingriffe nachteilig verändert ist.
Viele scheinbar unheilbare Lebererkrankungen können durch eine vitalstoffreiche Vollwertkost geheilt werden.

Erkältungen müssen nicht sein

mit Rezepten von Ilse Gutjahr

Erkältungen kommen nicht von Kälte, sondern beruhen neben falscher Kleidung vorwiegend auf mangelnder Abwehrkraft durch vitalstoffarme Zivilisationskost.
Immer wiederkehrender Husten, Schnupfen und Grippe müssen nicht sein.
Abhärtung des Körpers durch Naturheilmethoden und Kneippsche Maßnahmen sowie vitalstoffreiche Vollwertkost bringen Abhilfe.

Rheuma – Ursache und Heilbehandlung

mit Rezepten von Ilse Gutjahr

Jeder 5. leidet heute an Erkrankungen des Bewegungsapparates (Rheuma, Ischias, Arthritis, Arthrose, Wirbelsäulen- und Bandscheibenschäden). Dies bedeutet für die Kranken: ständige Beschwerden, starke Schmerzen und hohe Kosten für Kuren und Medikamente. Die wirklichen Ursachen und die wirksame Heilbehandlung beschreibt dieses Buch und ermöglicht, sogar im späten Stadium das Fortschreiten der Erkrankung zu verlangsamen oder sogar zum Stillstand zu bringen.

Dr. M. O. Bruker / Ilse Gutjahr
Biologischer Ratgeber für Mutter und Kind

Wenn Sie vorhaben Kinder zu bekommen oder schon welche haben: Hier finden Sie endlich alle Informationen, wie Sie Ihr Kind von Anfang an gesund aufziehen und ernähren können.
Gesundheit beginnt bei den Eltern schon vor der Zeugung und setzt sich fort mit dem Stillen und anschließend vollwertiger Ernährung. Auch zu Fragen wie Impfungen, Zahnkrankheiten und Allergien nehmen die Autoren Stellung.

Diabetes und seine biologische Behandlung

mit Rezepten von Ilse Gutjahr

Auch wenn es die offizielle Medizin noch nicht wahrhaben will: Durch konsequente Umstellung der Ernährung auf Vollwertkost besteht bei der Zuckerkrankheit (Diabetes mellitus) Aussicht auf erhebliche Besserung der Stoffwechsellage. Dies kann, je nach Schweregrad der Erkrankung, bis zur Befreiung von Tabletten und Spritzen führen.

Vorsicht Fluor

Dies ist eine Sammlung von wichtigen Materialien zur Wahrheitsfindung für Eltern, Zahnärzte, Ärzte, Krankenkassen, Behörden und Politiker. Zahnkaries ist keine Fluormangelkrankheit, trotzdem wird die Verabreichung von Fluoridtabletten und die Trinkwasserfluoridierung weltweit propagiert. In dieser Dokumentation wird aufgezeigt, daß der Nachweis der Unschädlichkeit bis heute nicht erfüllt wurde. Die Fluoridierung ist zu einem Politikum geworden, da es nicht so sehr um medizinische Fragen, sondern um wirtschaftliche Interessen geht.

Aufmerksamkeiten

365 Zitate, Sprüche, Aphorismen – für jeden Tag des Jahres einen –, die aufmerksam und nachdenklich machen und motivieren, sind gute Begleiter im Leben.

Kleinschriften von Dr. M. O. Bruker

Vom Kaffee und seinen Wirkungen

Kaffee ist eine Droge und führt in Abhängigkeit wie Alkohol und Nikotin.

Regelmäßiger Kaffeegenuß bringt gesundheitliche Nachteile, die sich besonders als Kreislaufstörungen und Leistungsminderung äußern. Aber auch zahlreiche andere Nebenwirkungen beschreibt Dr. Bruker. Nach dem Lesen dieser Kleinschrift werden Sie den Genuß von Kaffee als Handlung wider besseren Wissens verstehen.

Ärztliches Memorandum zur industriellen Nutzung der Atomenergie

Als verantwortlich vorausdenkender Arzt zeigt Dr. M. O. Bruker anschaulich auf, daß die Energiegewinnung durch Atomkernspaltung die »schmutzigste« und gefährlichste ist. Das Heimtückische liegt darin, daß sich die Erbschäden durch radioaktive Substanzen erst in der 3. Generation bemerkbar machen.

Wenn Sie leicht verständliche Hintergrundinformationen suchen, dann informieren Sie sich durch diese preiswerte Kleinschrift.

Weitere Kleinschriften mit folgenden Themen erhalten Sie beim emu-Verlag, 5420 Lahnstein:

Tonkassetten von Dr. M. O. Bruker
Live-Vorträge

Gesundheit – ein Informationsproblem

In diesem Vortrag wird eindrücklich dargestellt, daß statt der üblichen symptomatischen Linderungsbehandlung eine ursächliche Heilbehandlung dringend erforderlich ist.

Der manipulierte Patient

Jeder Patient, der den Arzt aufsucht, will wissen, woher seine Krankheit kommt. Es ist üblich geworden, diese Frage nach den Ursachen geschickt zu umgehen und Scheinursachen zu nennen. Besonders eindrucksvoll wird diese Situation am Beispiel des Herzinfarkts geschildert.

Lebenskrisen

Fragen der Kindererziehung, Religion, Liebe, Sexualität, Partnerschaft und des Vertrauens werden realistisch an Beispielen aus der Praxis aufgezeigt.

Die Deckung des Eiweißbedarfs

In diesem Live-Vortrag wird in klarer verständlicher Form dargestellt, daß die Angst vor ungenügender Deckung des Eiweißbedarfs beim Verzehr einer vitalstoffreichen Vollwertkost unberechtigt ist.

Homöopathie

Als erfahrener Arzt für Ganzheitsmedizin erläutert Dr. Bruker, was Homöopathie ist und erklärt die Anwendungsbereiche.